AF636525

KAMPENWAND
VERLAG

ISBN: 978-3986601294

2023 Kampenwand Verlag
Raiffeisenstr. 4 · D-83377 Vachendorf www.kampenwand-verlag.de

Versand & Vertrieb durch Nova MD GmbH
www.novamd.de · bestellung@novamd.de · +49 (0) 861 166 17 27

Text: Kerstin Wolf & Dr. Rudolf Bolzius
Bilder: Dr. Rudolf Bolzius
Shutterstock: xamnesiacx84, NatalyaBond, laksena, Emmily, DUSAN ZIDAR, pinksnap, GCapture, Sunny Forest, MaraZe, Pictures_for_You, Madeleine Steinbach, Stefan Rotter, Alina Bratosin, Daniel_Dash, nnatalli, Kittima05, Jack Jelly, I. Rottlaender, Anna L. e Marina Durante, Elena_Medvedeva, Richard Griffin, Andrew Roland, Nella, spline_x, Manfred Ruckszio, Illustrations with love, Analgin, Lopatin Anton, Kazkov Maksim, Astro Ann, arxichtu4ki, Cat_arch_angel, Studio 888, Vera Serg, Oleksandr Kostiuchenko, Yuliya Derbisheva VLG

Printed in Czech Republic
FINIDR, s.r.o. · Lípová 1965 · 737 01 Český Těšín

Haftungsausschluss

Das kostbare Wildkräuter-Buch ist sorgfältig verfasst, geprüft und nach bestem Wissen und Gewissen erarbeitet worden. Es gibt den aktuellen Stand des Wissens über die Wildkräuter, deren Inhaltsstoffe und Wirkung(en), wieder. Dennoch können wir Fehler bei der intensiven Recherche nicht vollständig ausschließen. Dieses Buch ist kein medizinisches Nachschlagewerk und kein Ersatz für individuelle und medizinische Beratung und Behandlung. Das Werk versteht sich vielmehr als Ergänzung und Komplettierung bereits bestehender, funktionierender und anerkannter Gesundheitsempfehlungen und soll Hilfreiches und Informatives rund um Wildkräuter bieten und Verwendungsmöglichkeiten aufzeigen. Einen Anspruch auf Heilung durch die Anwendung von Wildkräutern ergibt sich mit dem Kauf des Buches nicht. Bevor die Leserin/der Leser die Empfehlungen aus diesem Buch anwendet oder weiterempfiehlt, raten die Autoren, eine(n) professionell ausgebildete(n) und zugelassene(n) Therapeut/in (Heilpraktikerin, Heilpraktiker, Ärztin, Arzt) aufzusuchen, um hier fachmännische Diagnosen gestellt und einen individuellen Therapieplan erstellt sowie medizinische Behandlung zu bekommen. Von einer Selbstmedikation ohne ärztliche Aufsicht ist stets dringend abzuraten, insbesondere bei ernsthaften oder langfristigen Erkrankungen, Schwangerschaften, in Stillzeiten und bei Kindern. Im Falle einer Erkrankung und/oder bei Auftreten von Beschwerden und/ oder sonstigen negative Reaktionen ist deshalb unbedingt ein(e) Arzt (Ärztin) des Vertrauens aufzusuchen. Ferner weisen die Autoren darauf hin, dass ärztliche Verordnungen nicht ohne Rücksprache mit diesen reduziert oder abgesetzt werden sollten.
Alle in diesem Buch vermittelten Informationen erfolgen ohne Gewähr. Jeder Leser dieses Buches ist selbst verantwortlich für den Umgang und die Anwendung der Informationen, die wir in diesem Buch geben und die Anwendung, Rezeptvorschläge und Zubereitungen der Kräuter erfolgt gänzlich auf eigene Gefahr.
Eine Haftung der Autoren oder des Verlages und seiner Beauftragten sowie aller Personen, die an diesem Buch mitgearbeitet haben für Personen -, Sach- und Vermögensschäden ist ausdrücklich ausgeschlossen.

KOSTBARE
Wildkräuter

Dr. Rudolf Bolzius
Kerstin Wolf

Eine Entdeckungsreise in die Welt der Heilpflanzen

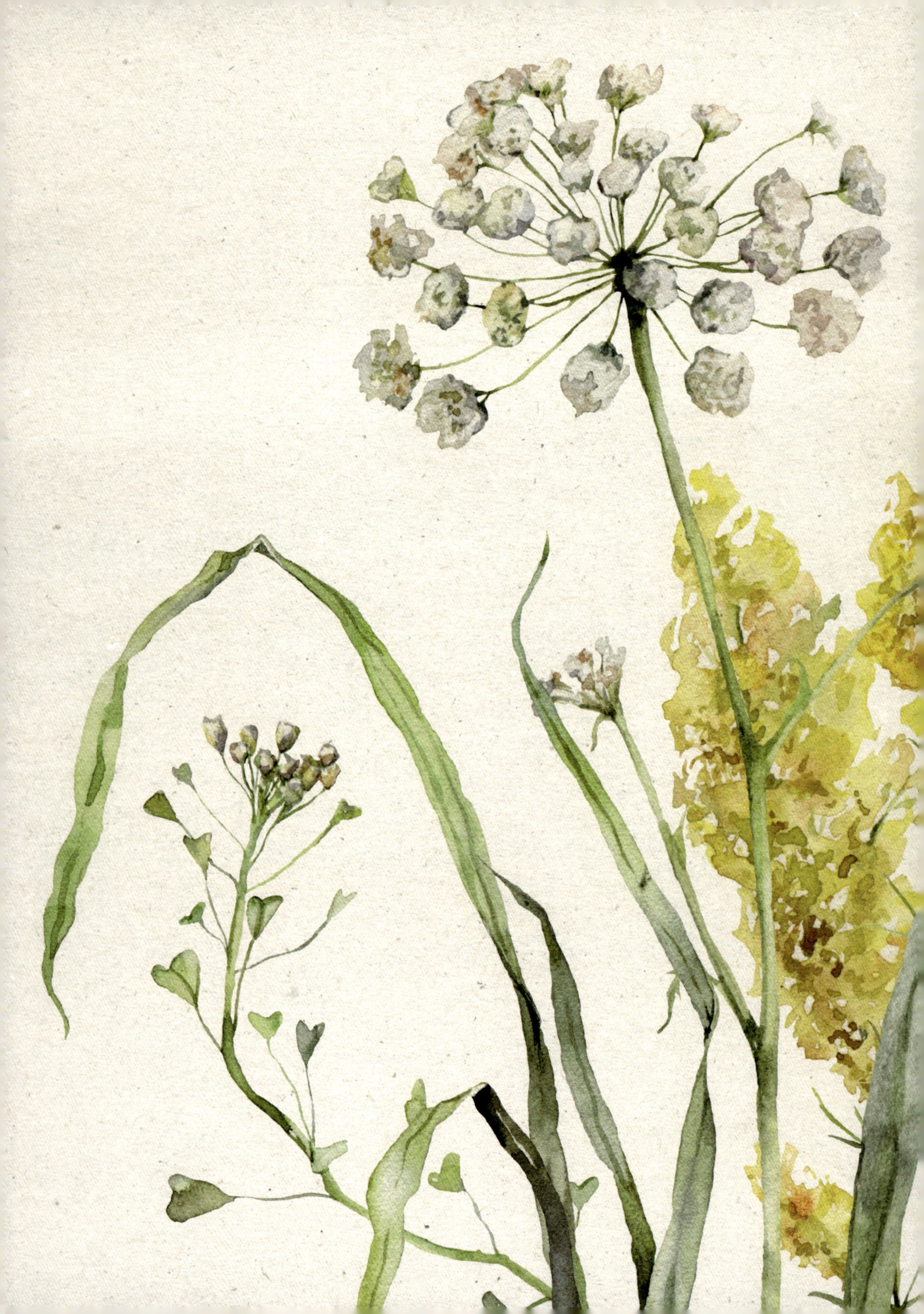

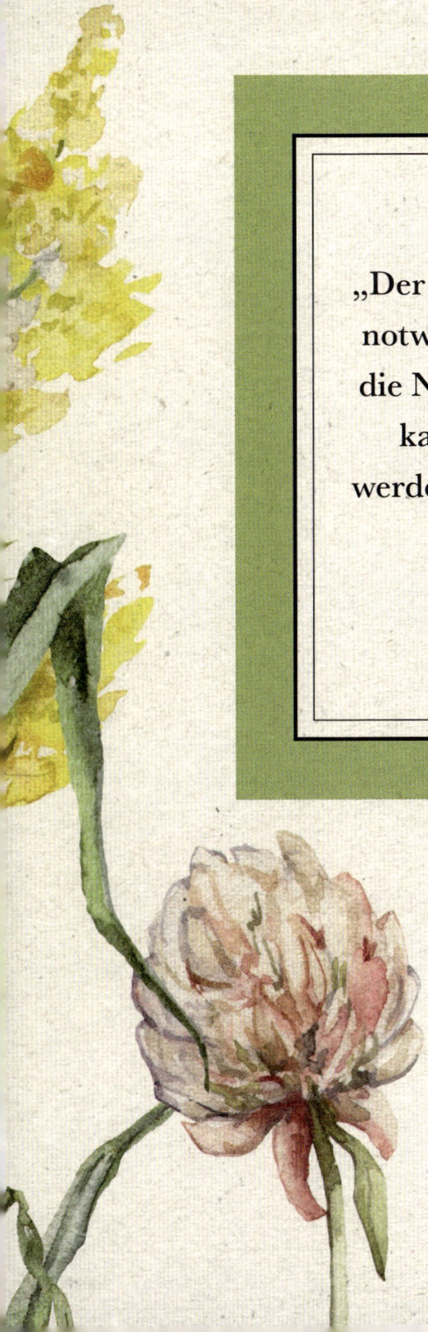

„Der Gang in die Apotheke kann notwendig werden; der Gang in die Natur zum Kräutersammeln kann nützlich sein; gesund werden und gesund bleiben kann nur richtig sein!“

WOLFGANG JENSEN

Inhalt

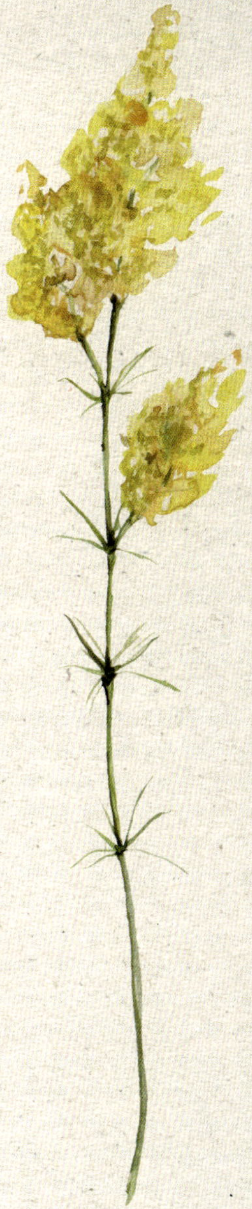

Einleitung

Wildkräuter essen, das ruft immer noch bei vielen Menschen Ungläubigkeit und Unverständnis hervor, begleitet von Kommentaren wie „ich bin doch kein Kaninchen“ oder „pass nur auf, dass Dir das nicht zu den Ohren herauswächst!“
Aber die Nahrung mit den kostenlosen Geschenken der Natur (sprich Wildkräuter) anzureichern, war in der Geschichte der Menschheit und seiner Vorgänger von jeher immer Bestandteil der Ernährung, es gab ja auch noch keinen Herd und Kühl- bzw. Eisschrank.
Menschen hatten früher viel mehr als heute ein aus Erfahrung gesammeltes Wissen über die Wildkräuter, und sie konnten sich auch auf diese Erfahrung UND ihren Instinkt verlassen.
Dann kam mit der industriellen Revolution der Glauben an die Fortschritte der westlichen Kultur, und das Thema „Wildkräuter“ rückte mehr und mehr in den Hintergrund.
Aber derzeit ist eine sehr positive Renaissance zu diesen Gesundheitsthemen festzustellen, was besonders auch die Ernährung mit Wildkräutern betrifft.
Dieses Buch ist den Menschen gewidmet, die noch gerne ein gedrucktes Exemplar in den Händen halten. Neben der einzigartigen und einmaligen digitalen Version erfüllt nun diese gedruckte Fassung den Wunsch vieler Menschen.
Dafür danken wir dem Verlag und den Personen, die diese Fassung haben möglich gemacht. Wir sind uns sicher, dass das Thema nie „aus der Mode“ kommen wird und dass dieses Buch demzufolge auch immer modern bleiben wird.
Auf jeden Fall wünschen wir den Lesern/-innen eine erfolgreiche Umsetzung des gedruckten Wissens in die praktische Umsetzung.
Mögen die Wildkräuter ihre Heilwirkung bei allen Lesern/-innen entfalten

Kerstin Wolf und Dr. Rudolf Bolzius

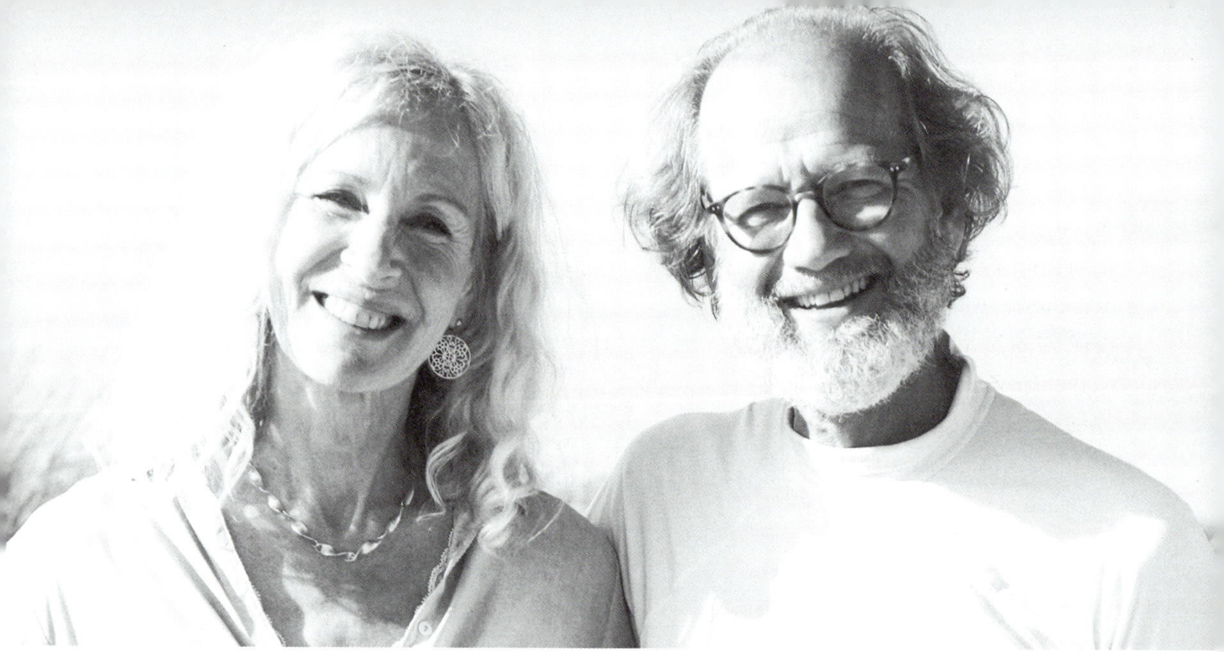

Wir, Kerstin und Rudolf, erkennen an, dass Gesundheit in jedem Menschen „wohnt"; häufig wird die Gesundheit durch eine nicht-biologische Lebensweise belastet bzw. bedroht. Unsere feste Überzeugung ist, dass Gesundheit in erster Linie eine Frage der inneren Einstellung, der Selbst-Verantwortung ist. Sie hängt nicht nur davon ab, welches Nahrungsergänzungsmittel eingenommen oder welche Therapie durchgeführt wird. Wir sind davon überzeugt, dass die tägliche Ernährung, sowohl die feststoffliche wie auch die „geistige" Ernährung, der wesentliche Schlüssel für Deine Gesundheit ist.

Wir alle haben eine sehr große Macht, wenn es um das Thema Gesundheit geht. Viele Menschen sind sich dieser Macht nicht – mehr – bewusst, sie sind sozusagen „ohne Macht"! Das nennt man dann auch Ohnmacht!

Unser Projekt

Wir zeigen gerne Wege auf, wie Du das Heft des Handelns selbst aktiv an Dich nehmen kannst. Voller Vertrauen in die Kräfte der Natur kannst Du Dich einer natürlichen Lebensweise hingeben. Die aufgezeigten Wege (auch über die Wildkräuter hinaus) sind unser persönliches Angebot an Dich. Diesen Weg der „biologischen" Gesundheits- und Lebensführung darfst Du selbst beginnen, wir begleiten Dich aber sehr gerne dabei.

Das Kennenlernen der heimischen Wildkräuter ist dabei eine geniale Möglichkeit, diesen Weg individuell zu starten und zu beschreiten.

„Entdecke die Kraft der Natur, entdecke den Heiler in Dir, habe Vertrauen in Deine eigene Heilkräfte!" Kerstin, Expertin für Ernährung, Entgiftung und Emotionen, führt erfolgreich Wildkräuter-Führungen in der Nähe von Köln durch; Rudolf, früher erfolgreicher Hausarzt in eigener Praxis, ist seit Jahren auf der Spur der enorm wichtigen Bedeutung der Mitochondrien (s.g. „Kraftwerke der Zellen"), die für unsere Gesundheit eine ganz entscheidende Rolle spielen; Rudolf hat sich auf Coaching (Schwerpunkt, Erschöpfung, Long-Covid) spezialisiert und konzentriert sich in Zukunft auch auf die Körperentgiftung durch eine höchst-effektive Form der Blutwäsche. Die Schwerpunkte der Arbeit von Kerstin und Rudolf sind nahezu deckungsgleich: sie sind an der Vermittlung einer „biologischen" Lebensweise, die sie selbst leben und ausgetestet haben, enorm interessiert.

Dazu gehören diese drei Themen:

- Ernährung
- Entgiftung
- Darm

Das gemeinsame Projekt, unser Wildkräuter-Buch, ermöglicht Dir den Einstieg auf Deinem Weg in ein vitales Leben mit möglichst viel und langanhaltender Lebensenergie. Räume dem „Wildgrün", den Wildkräutern aus der Natur einen wichtigen Platz in Deinen Ernährungsplan ein. Am besten frisch, im Winter auch in getrockneter Form, bereichern die Wildkräuter Deine Ernährung und Deine Vitalität. Sie können der Anfang für ein gesünderes, vitales und glückliches Leben sein!!!

Unser Anliegen

Wildkräuter sind ideal geeignet, uns mit biologischen, natürlichen und wirksamen Nährstoffen zu versorgen. Aber kennst Du Dich wirklich schon so gut aus mit den wichtigsten Kräutern in der Natur? Bist Du sicher, was Du von den Wildkräutern essen kannst? Kennst Du schon die vielen Möglichkeiten der unterschiedlichen Zubereitungsformen?

Der Einstieg in die Welt der Heilkräuter und in die Welt vieler neuer fantastischer Geschmackserlebnisse macht sehr viel Freude und auch sehr viel Sinn: So macht der Einstieg in die Welt der Heilkräuter und in die Welt vieler neuer, fantastischer Geschmackserlebnisse sehr viel Freude und auch sehr viel Sinn: Wildkräuter waren immer schon ein wichtiger Teil unserer nicht-erhitzten Ur-Nahrung (bis zu Zeiten der Industrialisierung), die dann zum großen Teil gegen hitzebehandelte chemie- sowie zuckerhaltige und dazu auch noch industriell hergestellte minderwertige Nahrungsmittel ausgetauscht wurden – nicht unbedingt zum (gesundheitlichen) Segen der Menschen.

Wir wünschen Dir ganz viel Freude und Erkenntnisse mit unseren Favoriten und unseren 25 heimischen Lieblingskräutern und ganz viel neu gewonnene „wilde" Vitalität.

Anfänger sehen vor lauter Bäumen, nein Wildkräutern, manchmal den Wald nicht mehr. Es braucht einige Erfahrung, bis man sich im Umgang mit dem Auffinden, dem Sammeln und dem Benutzen der Wildkräuter in der

Küche sicher fühlt. Uns ging es genauso. Und heute noch lernen wir Jahr für Jahr neue bislang fremde Wildkräuter kennen.

Aber lass Dich nicht entmutigen und werde neugierig, jeder Marathon beginnt auch mit dem ersten Schritt. Nun liegt mit diesem Buch Dein erster Schritt vor Dir! Wildkräuter als kostenloses Geschenk der Natur sind ein wichtiger Schlüssel für mehr Energie und gesundheitlicher Kraft. Bist Du jetzt schon bereit, dieses wertvolle Geschenk anzuerkennen und auch anzunehmen? Möchtest Du ein Stück mehr in Resonanz mit den Kräften der Natur, die so unendlich groß und unerschöpflich sind, gehen?

Die enorme Kraft und die Schönheit der Natur

Hier folgen einige Tipps im Umgang mit den Kräutern, mit den kostenlosen Geschenken der Natur an uns:

- Wildkräuter sammelt man besser nicht an stark frequentierten Wegen, Bahnschienen u.ä.; auch Hundewege sind zu meiden
- Nimm unbedingt nur die Kräuter, bei denen Du sicher bist, sie auch richtig identifizieren zu können
- Fange mit den wichtigsten und einfachsten Kräutern an (z.B. Löwenzahn, Brennnessel, Giersch)
- Beschränke Dich besonders anfangs auf wenige Sorten
- Wildkräuter wirken stark entgiftend. Deshalb ist sauberes Wasser ein „must-to-have“, damit die gelösten Gifte den Körper auch verlassen können
- Achte auf Deine “instinktive Sperre“ in Deinem Mund bzw. in Deinem Körper. Dein Körper gibt Dir immer die richtigen Signale, wann es genug ist bzw. er genug hat
- Je gereinigter Dein Körper ist, desto sensibler wirst auch Du auf diese Nahrungsreize reagieren
- Wildkräuter kommen im Gegensatz zu den gezüchteten Sorten frei in der Natur vor und haben eine viel größere natürliche Kraft

Wildkräuter lassen sich natürlich (und) selbstverständlich roh genießen, nur wenige Menschen kommen auf den Gedanken, die Wildkräuter zu kochen, zu backen, zu braten etc., sprich mit Hitze zu behandeln. Intuitiv handeln die Menschen meistens doch richtig und instinktiv. Bei vielen anderen Speisen können sich viele Menschen im Gegenzug dazu nur schwer vorstellen, diese roh und unverarbeitet zu essen (z.B. Fleisch, Gemüse); da fehlt der natürliche Instinkt oder besser gesagt er ist gerade in den letzten zwei Jahrhunderten verloren gegangen.

Wildkräuter halten wir neben vielen gesundheitlichen Aspekten, die sie bringen können, für den idealen Einstieg in die Welt der vital-köstlichen Ernährung.

Es geht uns in diesem Buch gewiss nicht darum, aus Dir einen s.g. „Rohköstler" zu machen. Rohkost ist die „Königsklasse" der gesunden „biologischen" Ernährung, aber sie ist nicht Thema dieses Buches. Leider findet das Thema Wildkräuter und Rohkost auch kaum Beachtung in der etablierten Welt der Medizin. Man wird dann gerne als Exot und Extremist „abgestempelt", dabei ist die unbehandelte nicht-erhitzte Kost bis auf eine sehr kurze Zeit der Evolution immer die Ernährungsform aller unserer Vorfahren gewesen.

Hier geht es um die faszinierende Welt der Wildkräuter, und wir wollen Dich ermutigen, damit einfach zu beginnen und diese Welt kreativ auszuprobieren, auch wenn Du noch ein „rookie", ein Anfänger, bist. Deine Bereitschaft, aus Deiner „Komfortzone" herauszutreten, um die gewohnten Pfade zu verlassen, ist immer der erste Schritt in die faszinierende Welt der Wildkräuter einzutauchen und zu genießen.

Unser Motto: „Wer Nichts verändert, verändert Nichts!" gilt auch und besonders in Bezug auf die Eigenverantwortung. Wir, Kerstin und Rudolf, wünschen Dir einfach nur diese Bereitschaft, offen für neue Dinge zu sein, diese auszuprobieren und gemeinsam mit vielen „Gleichgesinnten", die sich schon auf den Weg gemacht haben, die Welt der Wildkräuter für Dich zu entdecken und zu erobern; genau in Deiner Geschwindigkeit, die Du im Moment bereit bist zu gehen bzw. gehen kannst. Dafür stehen wir gerne jetzt und in Zukunft beratend zur Verfügung.

Wildkräuter als idealer Einstieg in die gesunde Welt der Vitalkost

Wildkräuter-Säfte und -Smoothies

- Wildkräuter-Säfte und -Smoothies sind reich an Vital- und Ballaststoffen. Sie sind ideal geeignet für Deinen Start in Deinen vitalen Tag
- Folgende Wildkräuter sind empfehlenswert gerade für Anfänger: Giersch, Brennnessel, Vogelmiere, Malve, Löwenzahn
- Achte auf einen geringen Fruchtzuckeranteil. Grüne Smoothies und Säfte dürfen ruhig bitter und „grün" schmecken, wobei Anfänger und Kinder sich natürlich erst an die neuen Geschmackserlebnisse gewöhnen müssen
- Säfte sind für Anfänger besser als Smoothies geeignet und verträglich, sie werden direkt aufgenommen, der Körper muss nicht so viel Verdauungsarbeit leisten
- Säfte sollten innerhalb von 20 Minuten nach Erstellung getrunken werden, danach sind sie aber auch noch wirksam, nur lassen sie in ihrer Wirkung nach. Der Körper wird stark mit den Vitalstoffen „geflutet" und wird gleichzeitig entgiftet. Unser Motto lautet: Egal ob Saft oder Smoothie, einfach erst einmal anfangen!

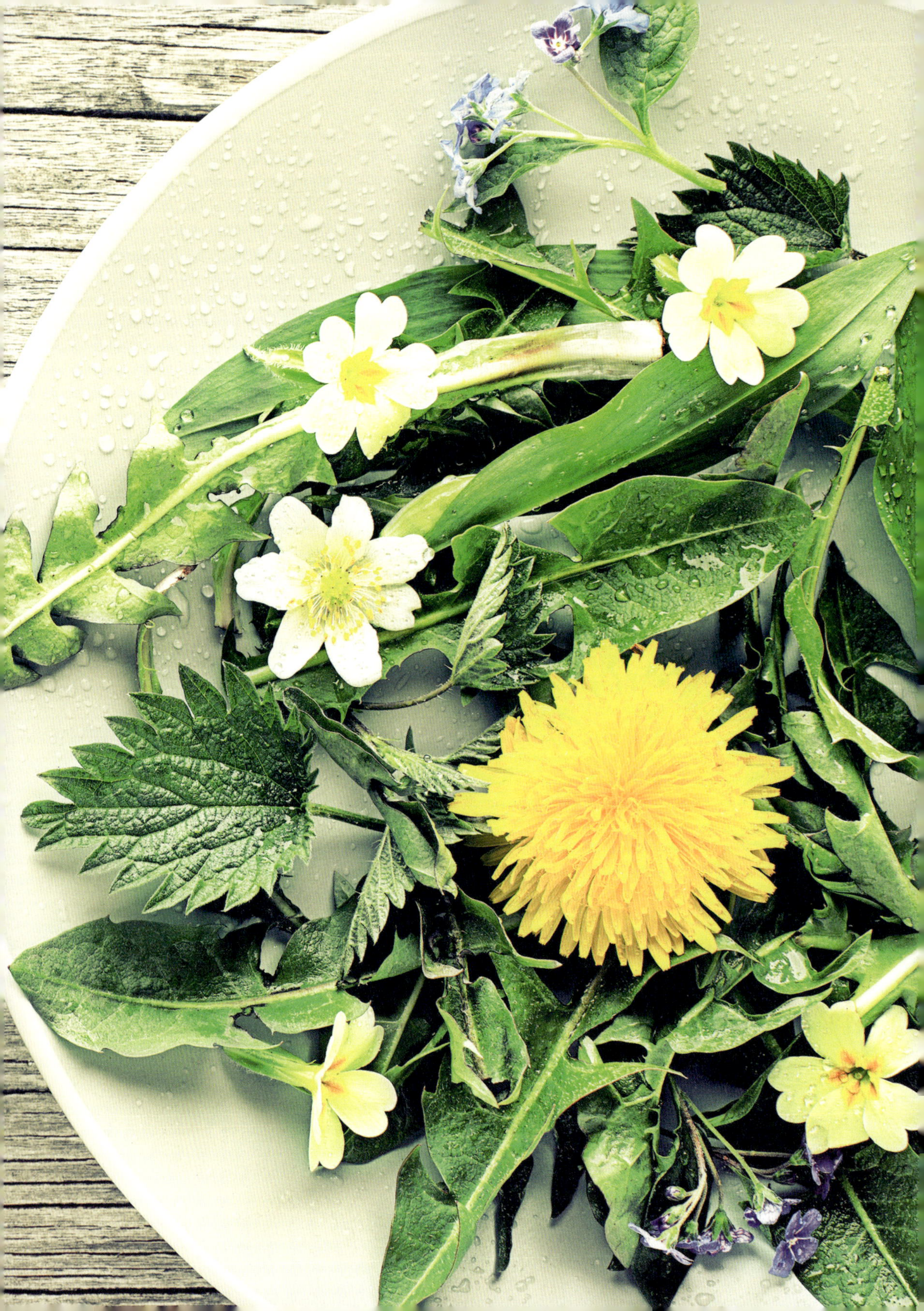

Wildkräuterpulver

Man kann auch sein eigenes Pulver herstellen, beispielsweise aus getrockneten Brennnesselblättern und -samen oder Weizen-/Gerstengraspulver.

In den Smoothies bzw. Säften erhältst Du sehr viel von dem grünen Farbstoff Chlorophyll. Die Vorzüge dieses grünen Blattfarbstoffes werden auf der nächsten Seite erläutert. Säfte und Smoothies werden idealerweise morgens auf nüchternem Magen getrunken, um den Tag kraftvoll, gestärkt und besonders „vital und wild" zu starten. Wir empfehlen gerade Anfängern konsequent die ersten vier bis sechs Wochen diese chlorophyllhaltigen und extrem vitalstoffreichen Säfte bzw. Smoothies zu genießen (am besten natürlich „lebenslang"). Dein Körper und Dein Geist werden es Dir sehr danken.

Chlorophyll-Lebenskraft durch Lebensgrün!

„Es werde Licht" – fast alle Schöpfungsmythen beginnen mit dem „Anschalten" des Lichtes. Ohne Licht kein Leben, eine einfache und dennoch bedeutsame Erkenntnis. Chlorophyll, der grüne Farbstoff, ist offensichtlich der einzige Stoff in der Natur, der das Licht der Sonne, unsere „Lebensquelle" auf der Erde, aufnehmen, weiterverarbeiten und „möglicherweise" auch speichern kann. In den pflanzlichen Zellen wird – durch die Sonnenstrahlen aktiviert – CO2 (Kohlendioxid) und Wasser zu Traubenzucker und Sauerstoff umgewandelt. Von dieser chemischen Reaktion ist das gesamte Leben auf der Erde abhängig. Übrigens: Eine Senkung des CO2-Gehaltes in der Luft (Klimaziele) geht auch immer zu Lasten der sauerstoffproduzierenden Pflanze und Bäume (bzw. umgekehrt). Ein Beispiel: eine 115-jährige Buche mit rund 200.000 Blättern verarbeitet an einem sonnenreichen Tag rund 9400 Liter CO2 zu 12 KG Traubenzucker. Das ist eine besondere Leistung der Natur dank des grünen Farbstoffes Chlorophyll).

In den Wildkräutern ist ein hoher Gehalt an Chlorophyll zu finden. Der zweite wichtige Aspekt neben dem Inhaltsstoff Chlorophyll ist die Versorgung des Organismus mit essenziellen Vitalstoffen wie Aminosäuren, Vitaminen, Spurenelementen, Kohlenhydraten, Mineralstoffe und Fettsäuren.

Der, der sich gut in der Natur und mit den Wildkräutern auskennt und weiß damit umzugehen, wird sicherlich besser in einer Krise – wodurch auch immer hervorgerufen – aushalten und überleben können!

Und ein dritter Aspekt ist die Tatsache, dass besonders die Wildkräuter sehr viel feinstoffliche Energie sowie Informationen mit sich tragen. Gerade im Frühjahr spürt man diese aufbrechende Energie des Wachstums sehr deutlich, wenn man sich regelmäßig mit Wildkräutern versorgt. Dabei hat jede Pflanze ihre eigene „Textur", d.h. die Wirkungen der

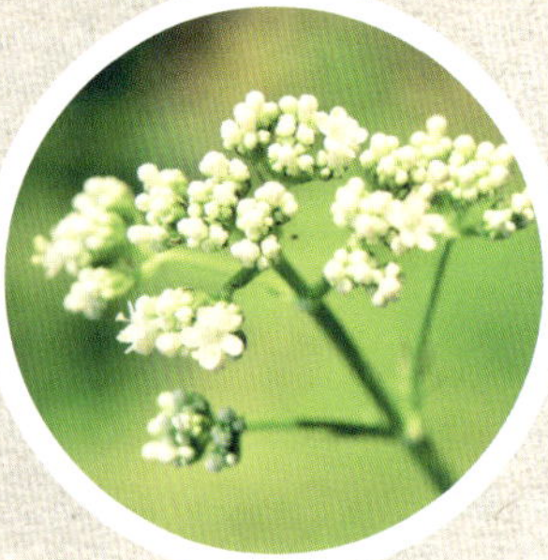

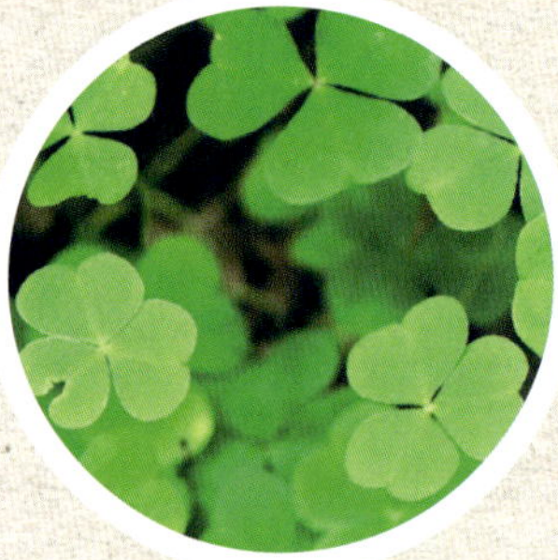

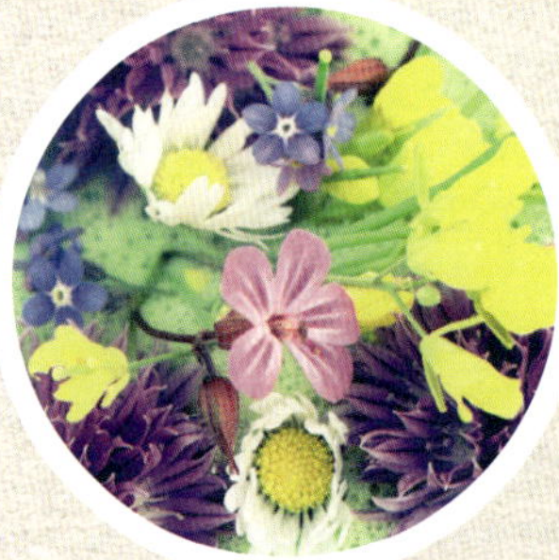

einzelnen Wildkräuter sind teilweise sehr ähnlich und gleichzeitig auch unterschiedlich, sprich jedes Wildkraut hat seine ganz eigenen Inhaltsstoffe und Heilwirkungen.

„Die Natur ist einfach, aber nicht simpel", dieses Zitat stammt von Rudolfs Mentor und Lehrer Dr. med. Heinrich Kremer, Autor des Buches *„Die stille Revolution der Krebs- und AIDS-Medizin"*. Er hat diesen Spruch in vielen Fort- und Weiterbildungen sowie zahlreichen persönlichen Gesprächen sehr häufig zu hören bekommen. Dr. Kremer hat damit eindrucksvoll etwas ausgesprochen, was wir tagtäglich als schier unfassbare Kraft der Natur erleben dürfen. Da kann man sich nur in Demut staunend fragen, wie funktioniert denn die Natur, wie funktioniert der Mensch, wie ist der „Bauplan" des Lebens und was hält die Welt in ihrem Innersten zusammen?

„Die Natur ist einfach, aber nicht simpel"

Erkenntnisse aus der Quantenphysik geben uns erste Einblicke in die *„spukhaften Fernwirkungen"*, wie es Albert Einstein vor knapp über einhundert Jahren über die neuen Ansichten, die zur Entdeckung der Quantenphysik von Max Planck geführt haben, noch ablehnend ausgedrückt hat. Und selbst Max Planck hat am 14. 12.1900 in einem Vortrag ein neues Strahlungsgesetz zur Beschreibung ungeklärter Abgabe von Strahlungen bei erhitzten Metallen vorgestellt, mehr aus einem *„Akt der Verzweiflung"* eine *„glücklich erratene Interpolationsformel"*. Dieses Datum gilt als Geburtstag der Quantenphysik.

Kerstin und Rudolf halten die Beschäftigung mit der Denkweise der Quantenphysik und daraus resultierend besonders mit den Mitochondrien, den s.g. „Kraftwerken der Zellen", für extrem spannend und auch ganz bedeutend für die Entscheidung, gesund leben zu wollen. Denn

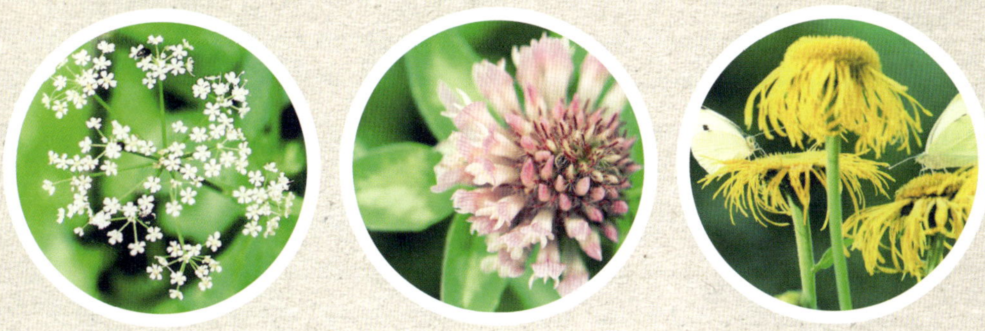

ohne den Begriff der „Information" sind die Vorgänge im Organismus nicht zu erklären.

Was hat das nun alles mit den Wildkräutern zu tun? Sehr viel, denn letztendlich ist es ganz einfach: Alles, aber auch wirklich alles, was in irgendeiner Form mit der Natur, sei es mit der belebten oder mit der unbelebten Natur, zu tun hat, folgt diesem *„inneren Bauplan"* des Universums, ist Teil des großen Ganzen, Teil des Informationsfeldes. So ist es auch bei uns Menschen. Manche nennen dieses „Feld" Gott oder göttliche Kraft, andere das Qi-Feld, Prana u.a.m. Man kann dafür einen Namen nennen, aber die ungeheuerlich große Kraft wird sich uns Menschen kaum vollständig erschließen.

Wir Menschen sind Teil der Natur

Wildkräuter tragen mit ihrer Ur-Kraft ganz erheblich dazu bei, dass wir Menschen uns wieder mehr mit dem Informationsfeld, mit der Quantenwelt, mit dem „Göttlichen" oder einfach gesagt mit der Natur verbinden, denn auch wir Menschen sind Teil der Natur. Dieses Gefühl der Naturverbundenheit ist in den letzten Jahrzehnten deutlich verloren gegangen. Viele Menschen, die sich mehr und mehr mit Wildkräutern versorgen, berichten über diese innere Verbundenheit, eine Art der Erdung.

Die heimischen Wildkräuter: erkennen, identifizieren, verarbeiten und natürlich genießen – perfekt geeignet auch und gerade für den interessierten Laien – schön, dass Du dabei bist!

Dieses wunderbare Buch hilft Dir sehr, den Einstieg in die Welt der Wildkräuter zu wagen. Denn so schwierig ist es dann doch nicht, ein „Kräuterexperte" zu werden. Dein Körper und Dein Geist werden es Dir zutiefst danken, denn sie warten schon so lange darauf, gut er- und genährt zu werden, jetzt bist Du am Zug!

„Es gibt eine Kraft
aus der Ewigkeit
und diese Kraft ist grün.
Aus lichtem Grün sind Himmel
und Erde geschaffen
und alle Schönheit der Welt.“

HILDEGARD VON BINGEN

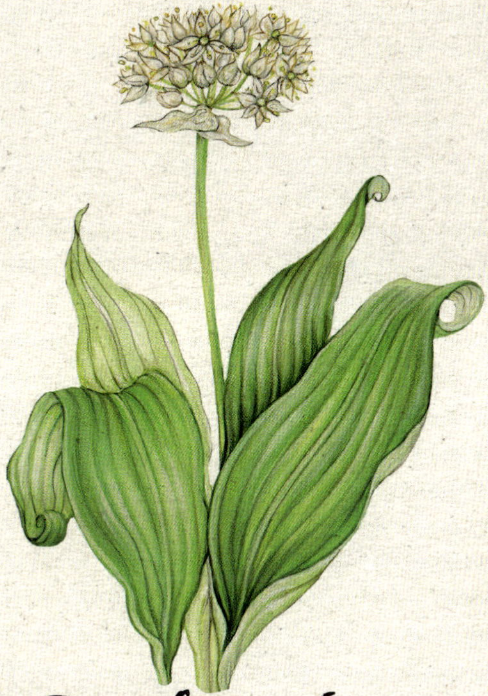

Bärlauch

ALLIUM URSINUM, KNOBLAUCHSPINAT, RAMSEN, HEXENZWIEBEL, WILDER KNOFEL

Pflanzenfamilie	Zwiebelgewächse
Vorkommen	In der Regel in den Laubwäldern Mitteleuropas
Blütezeit	Die Saison endet mit der Blütezeit des Bärlauchs, etwa Anfang Mai
Inhaltsstoffe	Alliin, Vitamin C, Ätherisches Öl, Eisen, Flavonoide, Kalium, Kalzium
Wirkung	Entgiftung, Reinigung der Blutgefäße, hilft bei Verdauungsstörungen Erkältung, Bronchitis, Cholesterin- und Blutdruckregulierung

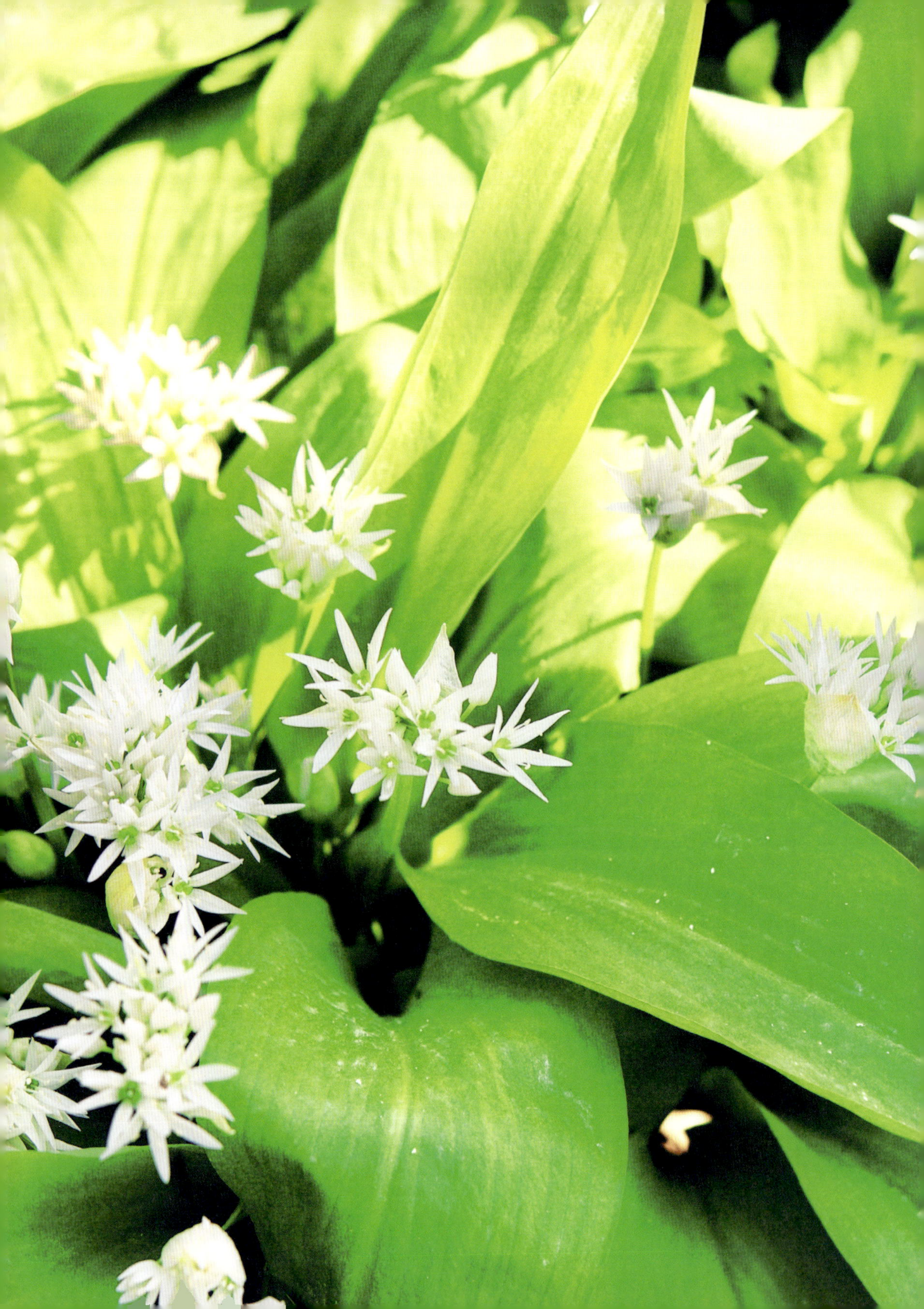

„Iss Lauch im März, wilden Knoblauch (Bärlauch) im Mai, Dann haben die Ärzte das ganze Jahr über frei“

„Ramsen im Mai, Das ganze Jahr keine Arznei!“

2 DEUTSCHE SPRICHWORTE

Der Winter ist für den Bärlauch sehr wichtig, da er ein s.g. „Kalt-Keimer“ ist: die Samen müssen erst eine Frostperiode im Winter er- und überlebt haben, sonst kommt es nicht zur Keimbildung im darauffolgenden Frühjahr. Eine rasche Vermehrung findet über die Zwiebeln statt. Bei guten Standortbedingungen muss der Bärlauchbestand gelegentlich reduziert werden. Verwechslungsgefahr besteht mit dem Maiglöckchen, Herbstzeitlose, Aronstab, die giftig sind.
Bärlauch mag keine Behandlung mit Hitze, da werden die schwefelhaltigen Wirkstoffe umgewandelt und zerstört und der charakteristische Geschmack geht verloren (Rudolf hat erst in seinem 60. Lebensjahr 2019 erstmals Bärlauch gesammelt und damit ein Pesto hergestellt! Es lag daran, dass er mit der Suche und dem Sammeln immer zu spät im Frühjahr begonnen hatte, da war es einfach schon vorüber: Bärlauch zieht sich nach der Blüte rasch zurück). Man darf also den Erntezeitpunkt nicht verpassen, denn: *„Wer zu spät kommt, hat weniger vom Bärlauch!“*
In Deutschland finden wir ein deutliches Nord-Süd-Gefälle, im Süden ist Bärlauch deutlich mehr anzutreffen als im Norden. Und in den Alpen steigt er sogar bis 1900 Metern hoch, so z.B. in den Voralpen.
Man sollte die Blätter unbedingt noch vor der Blüte ernten, dann sind sie noch zart und lecker. Bärlauch eignet sich ideal für eine Frühjahrskur, um den Körper besonders durch die schwefelhaltigen Inhaltsstoffe von Schadstoffen und s.g. „Schlacken“, die sich im Winter angesammelt haben, zu reinigen. Bärlauch ist sicherlich ein schmackhaftes „Entgiftungskraut“ und dient fantastisch der Reinigung des Körpers nach einem Winter. Die Natur liefert immer zum richtigen Zeitpunkt das ideale Wildkraut, nach dem Motto:
„Die Natur ist einfach, aber nicht simpel!“ (Dr. Heinrich Kremer).

Bärlauch, eine Zwiebelart, ist verwandt mit Schnittlauch, Zwiebel und Knoblauch. Bärlauch ist in Europa und Asien weit verbreitet, es ist gerne in schattigen Wäldern zu finden. An offenen Stellen und Wegrändern fühlt er sich aber nicht so wohl. Sein Lieblingsplatz sind Becken und die Randbereiche von Auen. Bärlauch wächst ganz zeitig im Frühjahr, zieht sich aber später unauffällig zurück. In Brandenburg und Hamburg wird er in der Kategorie 1 (vom Aussterben bedroht) gelistet. Man kann davon ausgehen, dass Bärlauch aufgrund der viel wärmeren Winter leider eine Rarität wird, der Klimawandel ist ganz offensichtlich da.

Bärlauch fördert die Entgiftung

Bärlauch ist in der Gourmet-Küche sehr beliebt, ganz besonders ein Bärlauch-Pesto. Das ist ganz einfach selbst hergestellt, außerordentlich schmackhaft und besonders gesundheitsfördernd. Auch eine Bärlauch-Butter ist eine wunderbare und überaus gesunde Delikatesse.

Bärlauch schmeckt nicht nur gut (den meisten zumindest), sondern ist auch ein außerordentlich wertvolles „Kraut“: es enthält neben Allicin weitere Schwefelverbindungen, die alle die Entgiftung fördern und das Immunsystem stärken. Bärlauch ist eine hartnäckige Zwiebelpflanze und ein früher Bote des Frühjahrs. Er blüht witterungsabhängig vom April bis Mai. Der knoblauchartige Geruch und Geschmack des Bärlauchs rühren von den schwefelhaltigen Wirkstoffen Allicin und Alliin. Auch Flavonoide und Lectine sind im Bärlauch zu finden.

Bärlauch ist im noch kühlen Frühjahr „aktiv“, mit der Erwärmung des Bodens vergilben seine Blätter und er zieht sich dann bis zum nächsten Frühjahr zurück. Seine Saison ist insofern ziemlich kurz (aber heftig). Es gibt im Frühjahr dafür auch kaum Konkurrenz am Boden.

Die Blätter werden ca. 20-25 lang, sind lanzettförmig und ähneln den Blättern des giftigen Maiglöckchens (Achtung Verwechslungsgefahr). Die Bärlauch-Blätter riechen nach Knoblauch. Und die weißen Blüten sehen aus wie kleine Sterne.

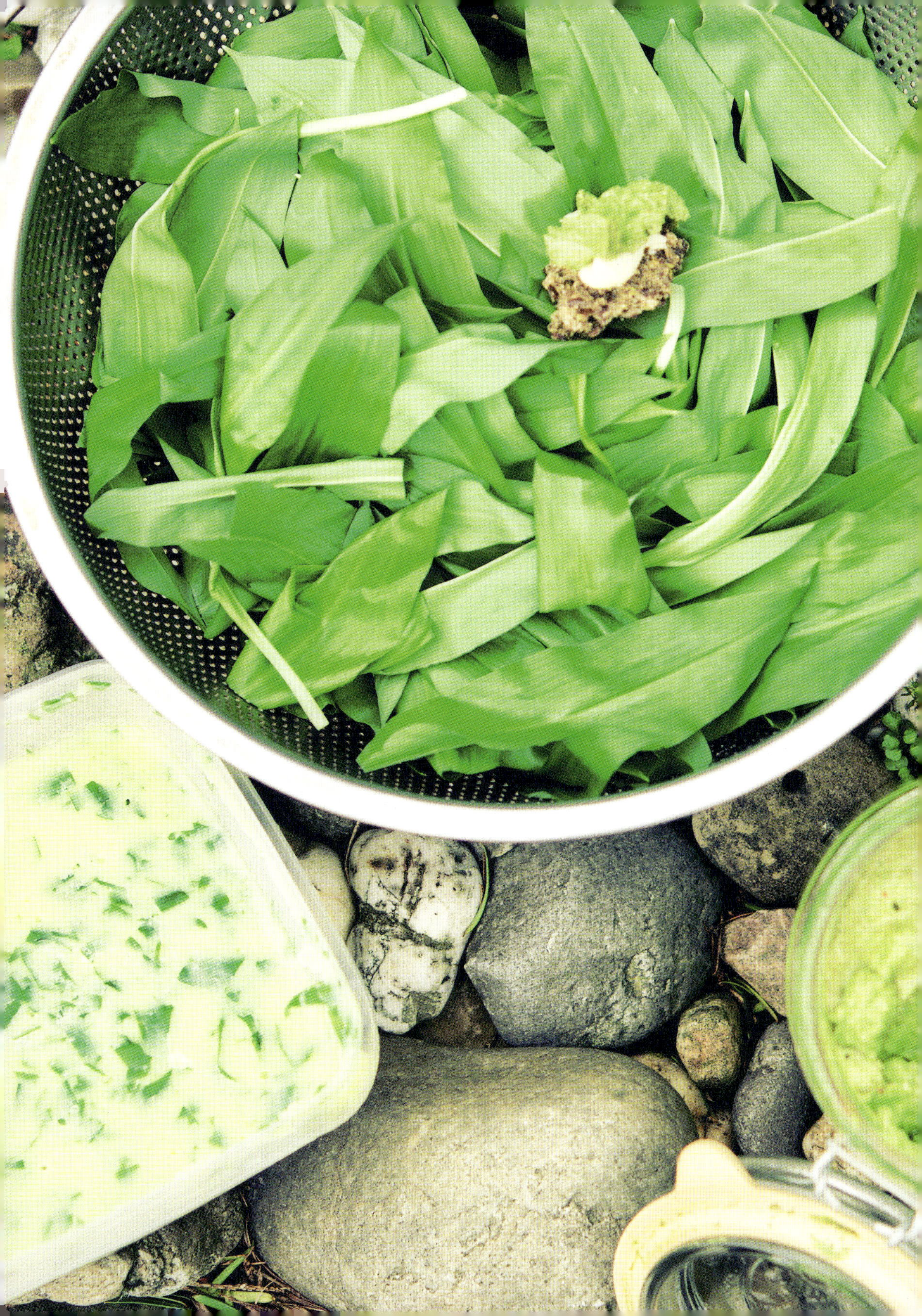

„Alle Formen von nervösen Zuständen,
ob im Krampf oder im Schmerz,
Verlangen den Baldrian“

PFARRER SEBASTIAN KNEIPP, 1821-1897

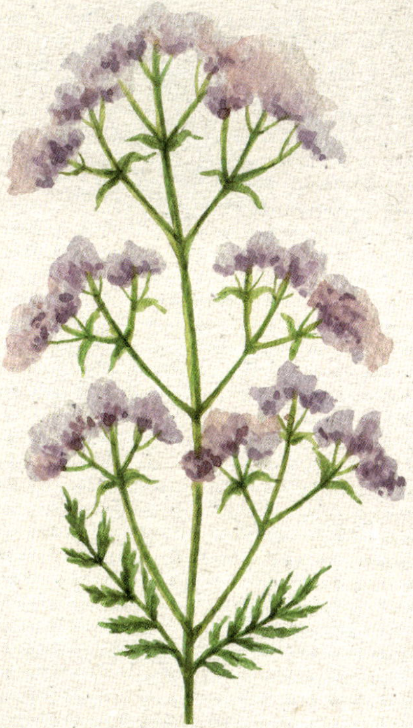

Baldrian

VALERIA OFFICINALE, TOLLERJAN, KATZENKRAUT

Pflanzenfamilie	Baldriangewächse, Geißblattgewächse
Vorkommen	In ganz Europa, häufig an Weg- und Waldrändern sowie an Bachläufen
Blütezeit	Von Mai bis Mitte August
Inhaltsstoffe	Iridoide, sekundäre Pflanzenstoffe, ätherische Öle
Wirkung	Beruhigend bei Stress sowie einschlaf- und durchschlaffördernd, Konzentration fördernd und stärkend

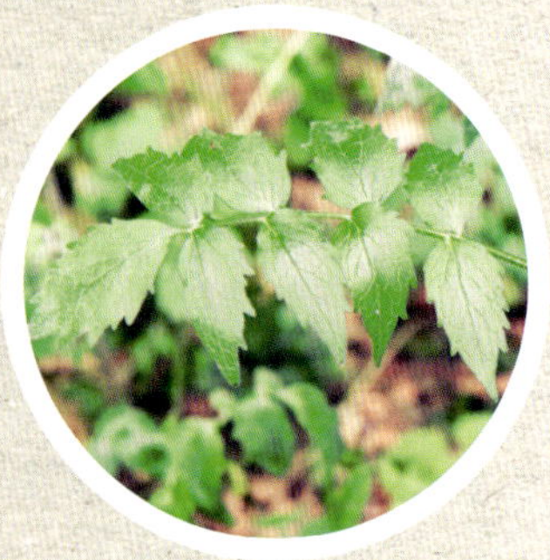 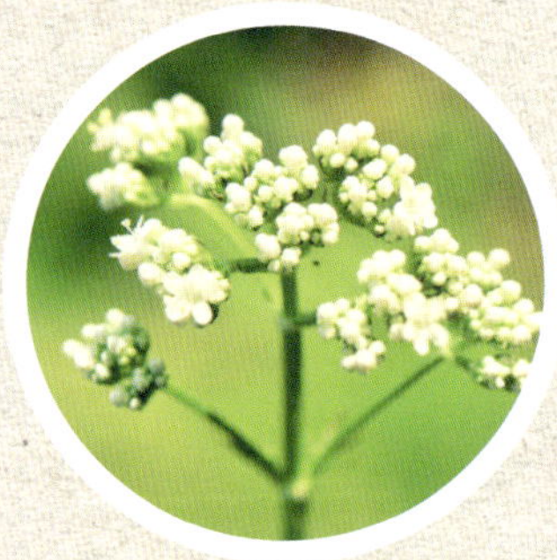 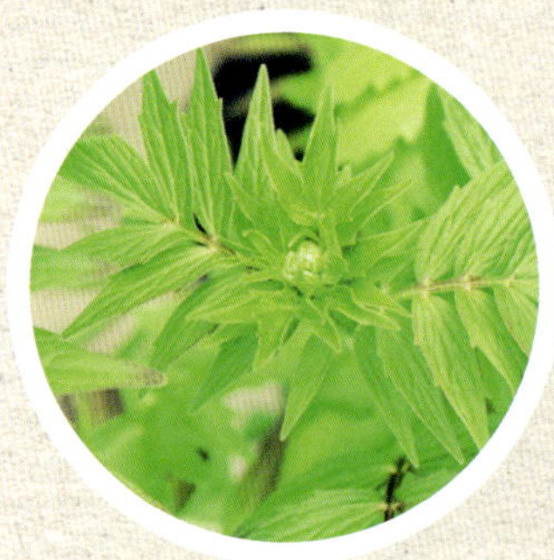

Baldrian wird immer schon mit Entspannung, Beruhigung und Entkrampfung verbunden. Es gibt auch zahlreiche baldrianhaltige Medikamente, die Indikationen sind Unruhe, Schlafstörungen, Konzentrationsschwäche, innere Spannungszustände und Magen-Darm-Beschwerden in Verbindung mit Krämpfen.

Der botanische Name „Valeriana" stammt vom lateinischen Wort „valere" und bedeutet „gesund sein". Indikationen sind u.a. Unruhezustände und Schlafstörungen; es gibt einige bewährte pharmazeutische Baldrian-Präparate.

Das Geschmackserlebnis ist individuell sehr unterschiedlich ausgeprägt. Baldrian kann man nur bedingt genießen (bitterer und saurer Geschmack). Manche Menschen ziehen es deshalb vor, bei entsprechender Indikation ein pharmazeutisches Präparat einzunehmen oder auch einen Baldrian-Tee zu trinken.

Es gibt sehr viele Unterarten des Baldrians (ca. 150- 300), sie sind in Eurasien und in der Neuen Welt weit verbreitet. Die Wuchshöhe erreicht bis zu ca. 150 Zentimeter (bzw. deutlich höher! S.a. Bild mit Kerstin (nächste Seite). Typisch für den Baldrian sind die gefiederten Blätter, d.h. vom leicht behaarten Stängel gehen die lanzettförmigen Blätter gegenständig paarweise ab. Die Blätter sind gesägt. Die Blüten sind rosa-weißlich, der Geruch wird unterschiedlich von angenehm bis eher störend empfunden.

Typisch für den Baldrian sind die gefiederten Blätter

Auf der anderen Seite lieben Katzen den Baldrian-Geruch, die benehmen sich dann so, als wären sie aufgeputscht, wie "auf Drogen"! Baldrian ist für Katzen eine Liebesdroge.

Baldrian galt früher als Aphrodisiakum. *„Wenn Du Baldrian in den Mund nimmst und Jemanden küsst, gewinnt die Person Dich gleich lieb!"*, so ein alter Aberglaube. Der Name Baldrian stammt wahrscheinlich von dem nordischen Gott des Lichtes "Baldur (oder auch Balder, Baldr genannt), nord. „Leuchtender", „Strah-

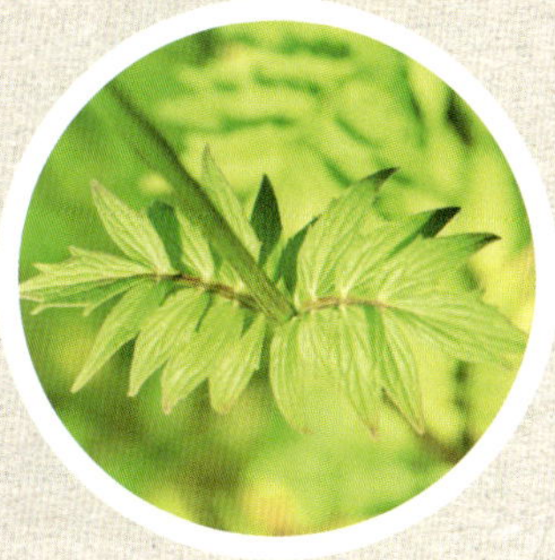

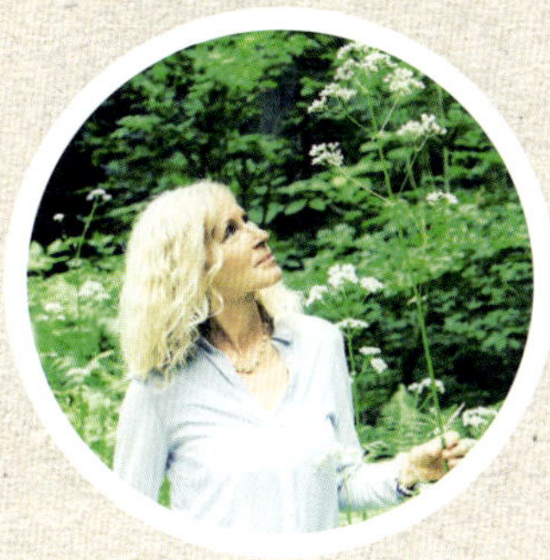

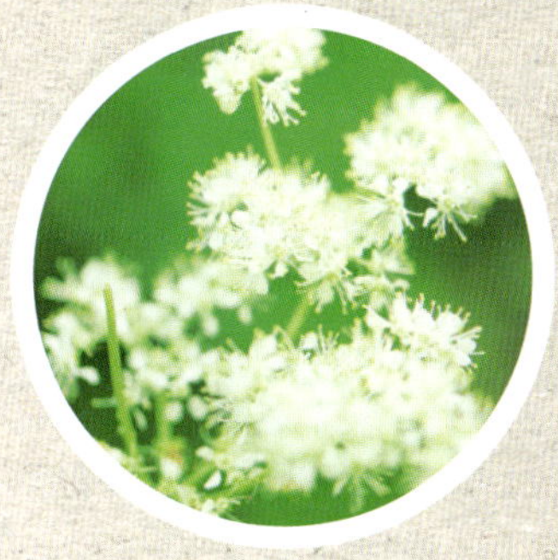

lender". Er ist ein Lichtgott, ein Gott der Reinheit, Wahrheit, Schönheit, Tugendhaftigkeit und Gerechtigkeit. Er ist Feind aller Ungerechtigkeiten. Er ist der Sanftmütigste aller Götter und ist von allen Göttern der beliebteste in den nordischen Sagen. Baldur entspricht etwa dem griechischen Sonnengott Apollon.

Baldrian hat sehr ausgleichende Fähigkeiten. So, wie er mit seinen leuchtenden weiß-rosa Blüten das Licht in das tiefe Dunkel des Waldes bringt, so hilft er auch, die eigenen Schattenseiten in neuem Licht zu sehen. Er kühlt das Gemüt und weiß, dass nichts so heiß gegessen wird, wie es gekocht wurde. Abends eingenommen, lässt Baldrian erst mal in Ruhe darüber schlafen. Am nächsten Morgen gibt es mit Baldrians Hilfe eine neue Perspektive! Die angstlösende Komponente des Baldrians hilft darüber hinaus bei Angstträumen, Prüfungsangst bzw. Lampenfieber, bei Trauma oder Schock. Leichte Nebenwirkungen wie Magen-Darm-Beschwerden, Kopfschmerzen, Schwindel oder Juckreiz können auftreten.

In einigen Ländern ist der Baldrian ein begehrtes Gewürz

Baldrian-Beruhigungsbad:
In nicht zu heißes Wasser, also nicht wärmer als 37 Grad, vor dem Schlafengehen 100 Gramm Wurzel mit 3 Liter Wasser 10 Minuten lang kochen und nach dem Abseihen dem Badewasser zugegeben. Alternativ kann man auch ätherisches Baldrian-Öl dem Badewasser hinzufügen.
In einigen Ländern ist der Baldrian ein begehrtes Gewürz, u.a. werden in Pakistan und Indien die gemahlenen Wurzeln zum Würzen von Suppen und Eintöpfen verwendet.

„Wer Beifuß im Haus hat,
dem kann der Teufel nichts
anhaben!“

AUS EINEM ALTEN KRÄUTERBUCH

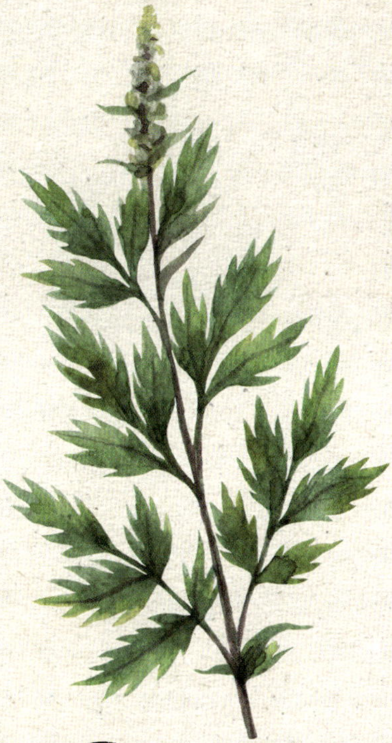

Beifuß

ARTEMISIA VULGARIS, BESENKRAUT, JUNGFERNKRAUT, SONNENWENDKRAUT U.A.M.

Pflanzenfamilie	Korbblütler
Vorkommen	Europa, Asiens, Nordafrika, Nordamerika und Grönland
Blütezeit	Mitte Juli bis Mitte August
Inhaltsstoffe	Gerbstoffe, Bitterstoffe, Flavonolglykoside, Inulin, Vitamine, Mineralstoffe, ätherische Öle wie, Cineol, Kampfer, Thujon, etc.
Wirkung	Wärmend, wehenfördernd, stärkend, parasitenabtötend, verdauungsfördernd, krampflösend, beruhigend, gegen Depressionen

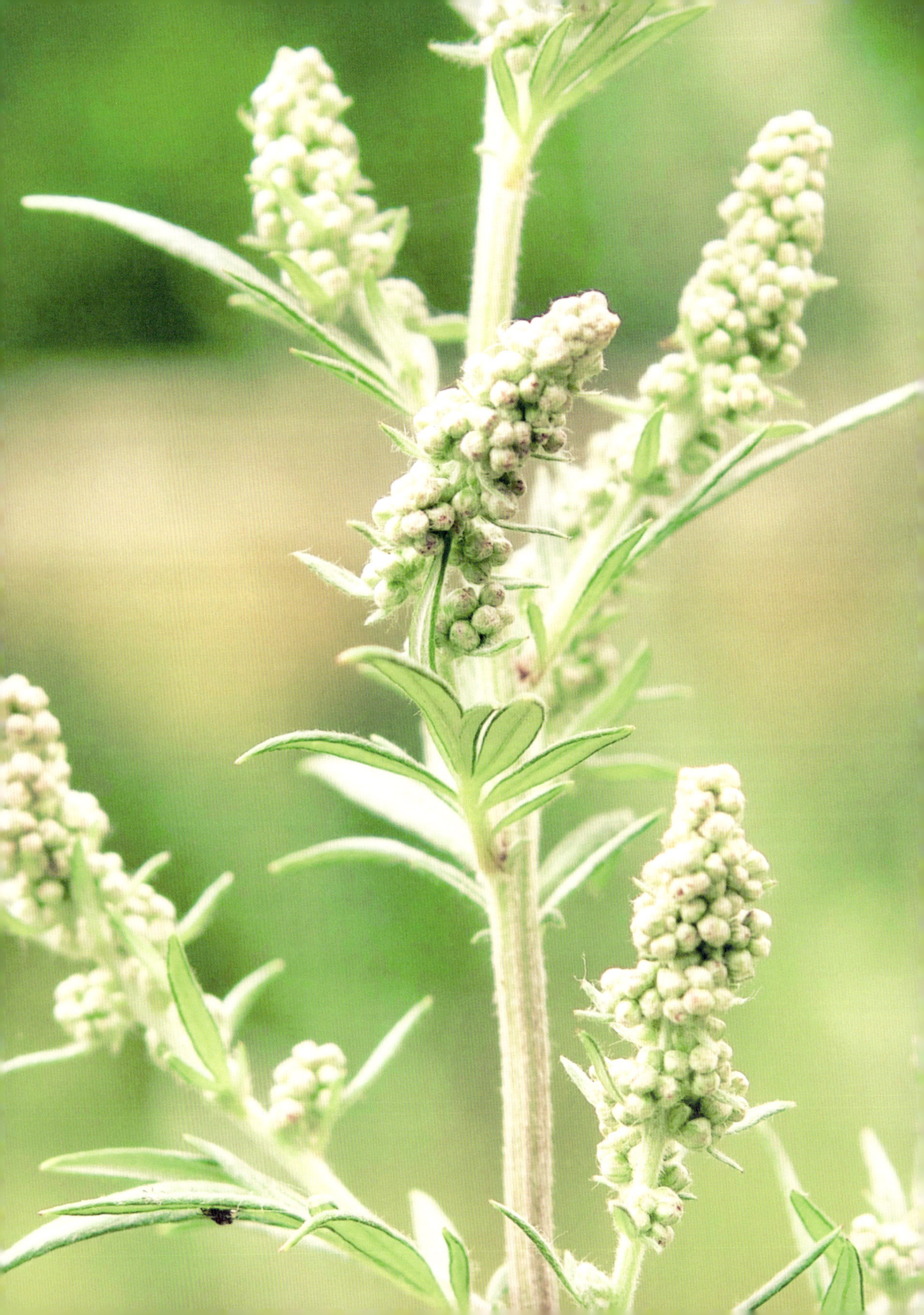

Der „gemeine Beifuß“ ist in Europa sehr weit verbreitet, aber auch in Asien und in Nordamerika. Bevorzugtes Wachstum des Beifußes ist an Wegrändern, Uferböschungen und auf verwilderten Grundstücken. Ein gutes Kennzeichen findet sich an den Blättern: Die Unterseite der Beifußblätter sind mit einem weißlichen Flaum bewachsen.

Der Beifuß wurde früher besonders in der Frauenheilkunde sehr geschätzt. Er wurde sehr vielfältig von den Frauen, Hebammen und „Kräuterhexen“ eingesetzt. Beifuß ist aber mittlerweile fast in Vergessenheit geraten.

In der traditionellen chinesischen Medizin (TCM) wird er auch heute noch im Rahmen der „Moxibustion“ eingesetzt (s. folgende Seiten).

Er wirkt entkrampfend, hilft bei Menstruationsproblemen, regt die Wehentätigkeit an, wärmt den Körper (z.B. bei kalten Füßen durch ein Fußbad), beruhigt das Nervensystem (v.a. bei Angstzuständen) ist ein kräftiges Gewürz in der Küche und wird als „Räucherkraut“ eingesetzt.

Der Beifuß wird zumeist gar nicht als wertvolle Heilpflanze wahrgenommen, zumal er oft an Geröllplätzen und abseits großer Wiesen wächst. Auch seine dunkle Blattfarbe und die eher unauffälligen Blüten tragen nicht zu einem besseren Image bei.

Beifuß gilt seit Jahrhunderten als die „Mutter aller Heilkräuter“

Beifuß gilt auf der anderen Seite seit Jahrhunderten als die „Mutter aller Heilkräuter“, es werden ihm hier und da auch magische Wirkungen nachgesagt.

Beifuß wird in der Küche eingesetzt und ist ein Gewürz, welches v.a. fettreiche Speisen bekömmlicher macht (z.B. der Weihnachtsbraten). Auch in einer selbst gemachten Kräuterbutter kann Beifuß verzehrt werden.

Der Beifuß wurde früher gerne als Räuchermittel zur Sommer- und Wintersonnenwende (v.a. in den 12 Rauhnächten) zusammen mit anderen Kräutern zur Abwehr von „bösen Geistern“ in Häusern und Ställen verbrannt, das ist wahrscheinlich ein alter germanischer Brauch. Die „Rauhnächte” sind einige Nächte zum Jahreswechsel, denen gerade im europäischen Brauchtum eine ganz besondere Rolle zugemessen wird.

Der botanische Name ist eine Huldigung der Göttin Artemis, der unversehrten Mondgöttin, der Geburtshelferin u.a. Der Name Beifuß weist darauf hin, dass das Kraut früher gerne am

Fußgelenk (oder im Schuh) getragen wurde, um vor Ermüdung bei Wanderungen oder vor Tierbissen (Schlangen!) geschützt zu sein. Beifuß wird auch als „Meister des Energieflusses“ bezeichnet.

> **Der Beifuß ist verwandt mit Estragon und Wermut**

Die Moxibustion in der TCM (traditionelle chinesischen Medizin): Die Erwärmung bestimmter Punkte mit getrockneten Beifuß-Fasern (Moxa) wird in Asien seit Jahrhunderten praktiziert. Es ist einerseits die direkte Erwärmung bis zur Blasenbildung des Punktes, andererseits sind es auch die ätherischen Öle (Cineol und Thujaöl) sowie Cholin, Harze und Tanine im Beifuß, die dadurch Ihre Wirkung verbreiten (Geruchsbildung!).

Der Beifuß ist verwandt mit anderen Kräutern wie der Eberraute, dem Estragon und dem Wermut.

Beifuß wird für die Parfümindustrie v.a. in Nordafrika (Algerien, Marokko) und Südeuropa (Frankreich, Balkan) angebaut. Dabei sind es gerade die ätherischen Öle, die den Beifuß beliebt machen.

Beifuß kann innerlich als Tee oder Tinktur und äußerlich als Sitzbad und durch Einreibungen mit einem Beifuß-Öl verwendet werden.

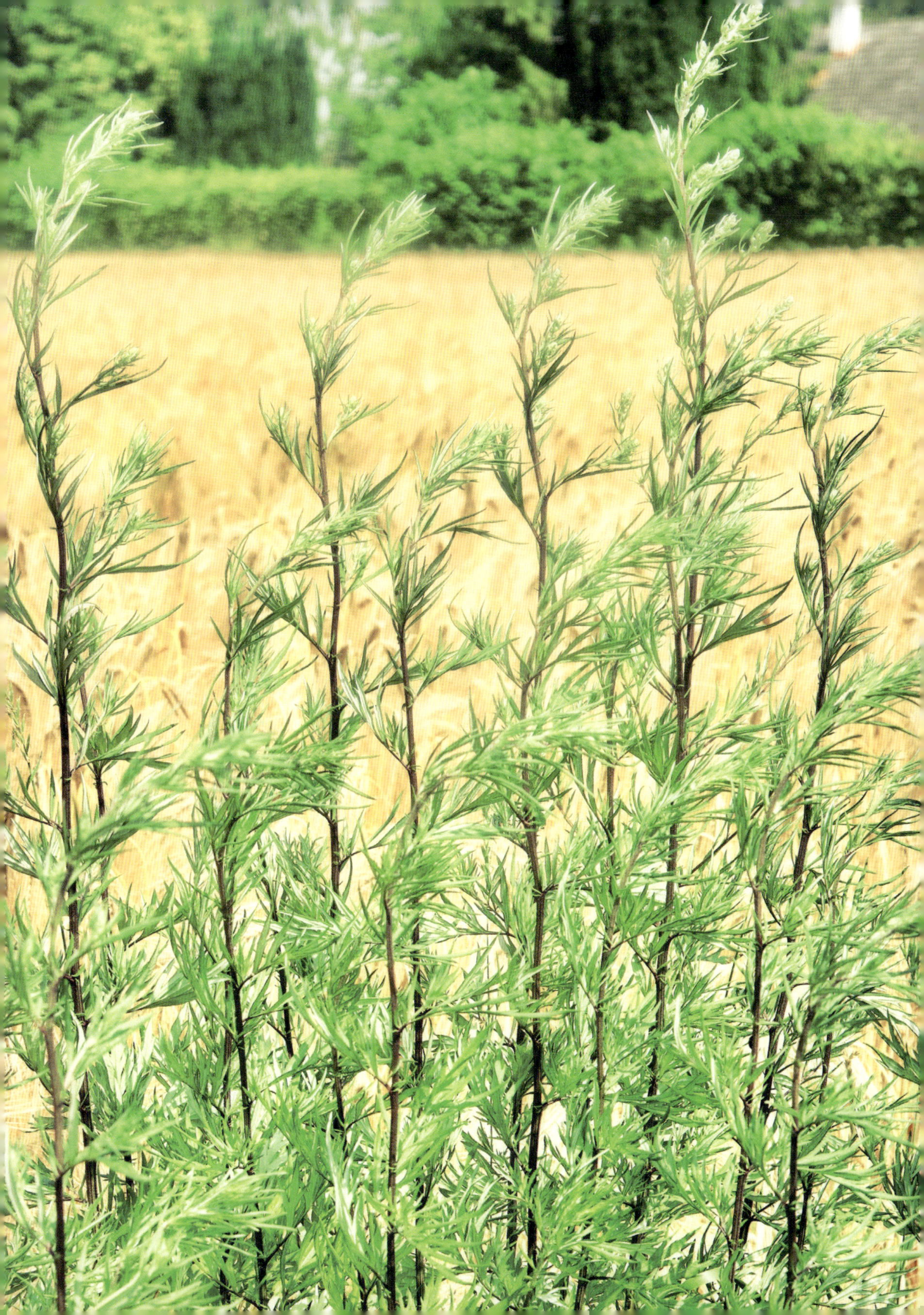

„Hätte die Brennnessel keine Stacheln, wäre sie schon längst ausgerottet worden, so vielseitig sind ihre Tugenden!“

JOHANN KÜNZLE, SCHWEIZER. KRÄUTERPFARRER, 1857-1945

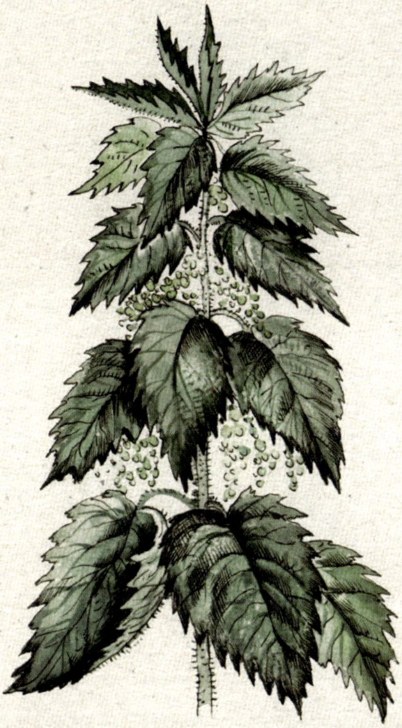

Brennessel

URTICA DIOICA, EITERNESSEL, NESSEL

Pflanzenfamilie	Brennnesselgewächse
Vorkommen	Sie kommt fast weltweit vor
Blütezeit	Juli bis Oktober
Inhaltsstoffe	Kieselsäure, Flavonoide, Eiweiß, Vitamine wie Vit A, C, D, K, B, Mineralien wie Mg, Ca. Kalium, Silizium, Phosphor und viel Eisen
Wirkung	Universal-Entgiftung und Entsäuerung, hilft Harnsäure auszuscheiden, blutreinigend, muskelaufbauend, knochenstärkend, potenzsteigernd, verdauungs- Haarwachstums-fördernd

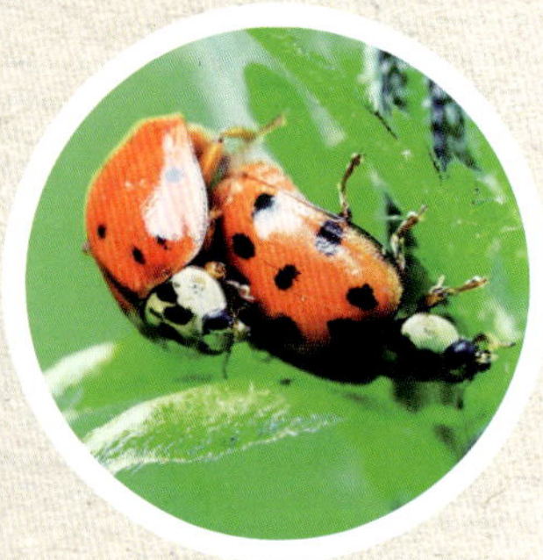 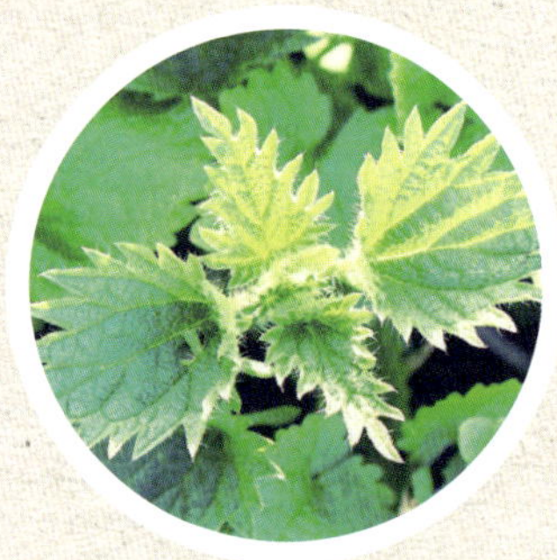 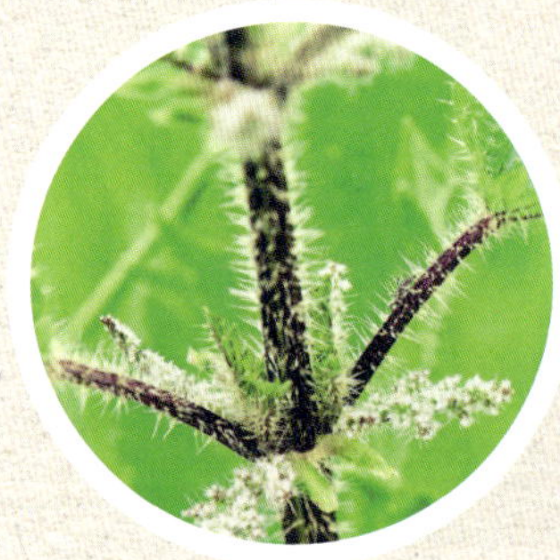

Die Brennnessel ist eine sehr mächtige Heilpflanze! Fast jeder kennt sie, die Heilkraft der Pflanze wird dagegen meist ziemlich unterschätzt. Zu sehr bleiben die schlechten Kindheits-Erinnerungen im Gedächtnis, als man die ersten Erfahrungen mit diesem juckenden und „blöden“ Wildkraut machen musste und sich danach von der Brennnessel automatisch ferngehalten hatte.

Das Identifizieren der Brennnessel ist recht einfach, es gibt allerdings viele Brennnessel-Arten.

Brennnessel gilt im Frühjahr als universaler Entgifter“ und „Entschlacker“, ähnlich wie der Löwenzahn. Sie eignet sich ideal für Fasten- bzw. Detoxkuren, dient der Blutreinigung, der -bildung und der Entschlackung. Sie liefert viele Mineralien, Spurenelemente, Vitamine, und regt die Vitalität an. Ferner ist das Wildkraut harnsäureausscheidend und wirkt rheumatischen Beschwerden sowie Gicht entgegen.

2002 wurde in Frankreich Brennnesseljauche gesetzlich verboten, die Herstellung und der Vertrieb wurden mit Geldstrafen und bis zu zwei Jahren Haft belegt, Begründung: Brennnessel sei eine giftige Pflanze! Nach heftigen Protesten wurde 2011 das Gesetz wieder zurückgenommen.

Urtica dioica ist der lateinische Name für Brennnessel: *Urtica* ist die Übersetzung für Quaddel und *dioica* bedeutet zweihäusig, d. h. es gibt männliche und weibliche Pflanzen. Diese lassen sich i.d.R. auch einfach unterscheiden. Brennnessel ist alles andere als ein „Unkraut“. Die „Unbeliebtheit“ liegt an den glasartigen kleinen Härchen), die bei leichter Berührung Toxine, Histamine sowie Ameisensäure unter die Haut injizieren. Dadurch treten die typischen brennenden Hautquaddeln auf.

Die Brennnessel hat auch eine aufbauende Wirkung, denn die Kieselsäure fördert das Haarwachstum und der hohe Eisengehalt fördert die Blutbildung.

Die Brennnessel kommt weltweit vor, außer in der Antarktis. In Deutschland trifft man sie überall an. Es gibt verschiedene Sorten, am häufigsten sind die große und die kleine Brennnessel.

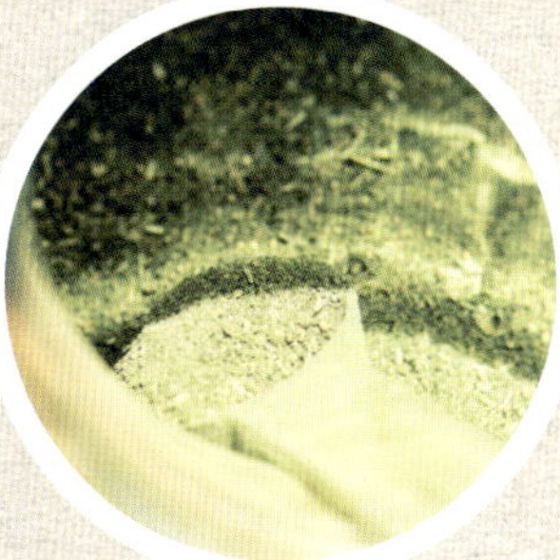
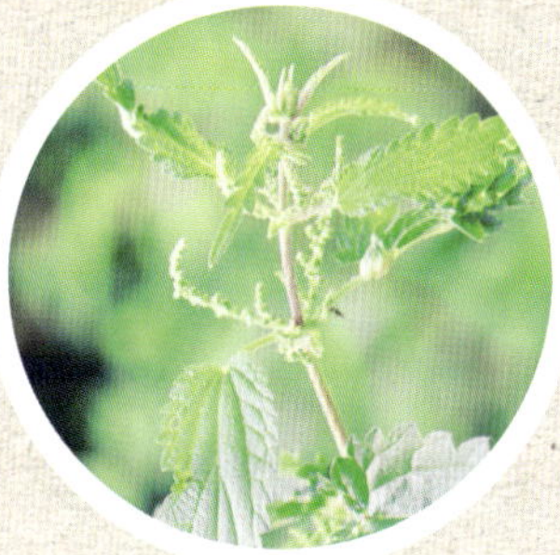
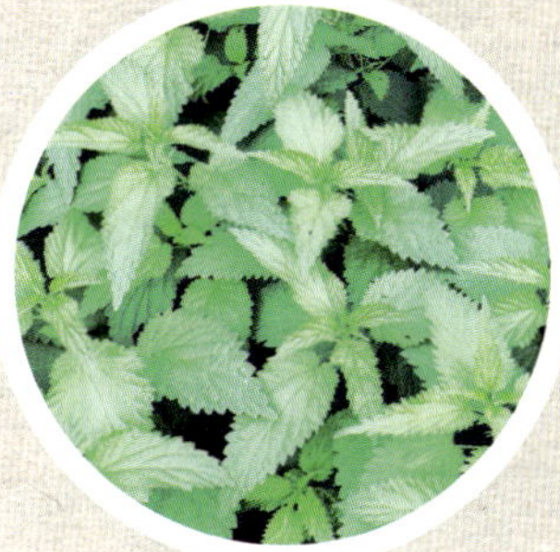

Sie ist reich an Flavonoiden, Mineralstoffen (Mg, Ca, Kalium, Phosphor, Silizium und besonders Eisen), Vitamin A und C (doppelt so viel Vitamin C wie in Orangen!), D-, K-, B-Vitamine und besonders reich an wertvollen Eiweißen. In den Brennnesselsamen befindet sich auch Testosteron! Äußerlich wird die Brennnessel gerne zur Wundheilung angewendet.

Eine mächtige Heilpflanze

Brennnessel wächst an stickstoffhaltigen Standorten, gilt als Marker für Stickstoff, braucht feuchte Böden, und ist auch an Wegrändern anzutreffen.

Die Blüte- bzw. Erntezeit ist von ca. Juli bis Oktober, abhängig natürlich von der Witterung im Winter und im Frühjahr.

Die Brennnessel regt die Vitalität enorm an. Die Samen sind sehr eiweißreich und gelten seit der Antike als Aphrodisiakum und als Heilmittel bei Unfruchtbarkeit und Impotenz. Bei den Nebenwirkungen (Brennen und Quaddelbildung auf der Haut) kann man sich nur schwer vorstellen, dass die Brennnesselsamen gleichzeitig auch potenzsteigernd wirken sollen (bringt *„Leben in die Lenden!“)*. Brennnessel weist ein optimales Eiweißprofil auf. Es fördert den Muskelaufbau auf gesunde natürliche Art und Weise. Getrocknete Brennnessel-Samen sind hervorragende Eiweiß-Lieferanten, auch und gerade im Winter! Man kann fast das ganze Jahr über Brennnessel trocknen, besonders im Sommer und Herbst. Es gibt männliche und weibliche Brennnessel-Pflanzen. Gesammelt werden die weiblichen Samen, in ihnen befinden sich die geballte „Kraft“ der Brennnessel, sozusagen in konzentrierter Form, immerhin beinhalten sie die Voraussetzungen für jeweils eine neue Brennnessel.

Die männlichen Brennnessel-Samen hängen nicht herunter, sondern bilden meist waagerechte Stiele, an denen sich die samenähnlichen „Sporen“ befinden. Außerdem sind sie eher hell, weiß und fallen irgendwann einfach ab, manchmal schon bei leichter Berührung.

Das Leben ist wie ein
Gänseblümchen:
Man zupft es Blatt für Blatt,
und manchmal liebt es einen
oder nicht

ALEXANDER SAHEB

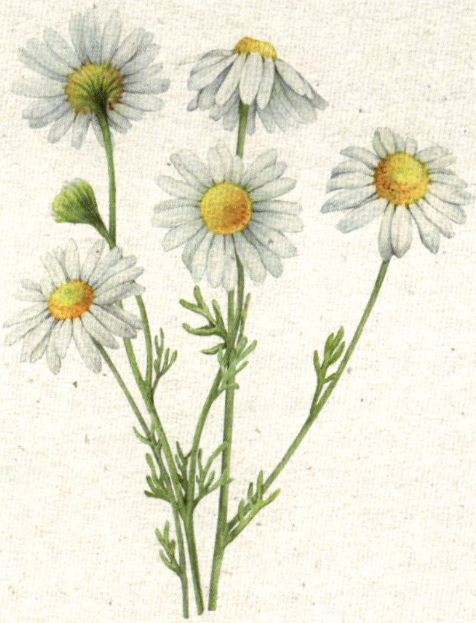

Gänseblümchen

BELLAS PERENNIS, MONDSCHEINBLUME, REGENBLUME, TAUSENDSCHÖN U.A.M.

Pflanzenfamilie	Korbblütler
Vorkommen	Mittel- und Nordeuropa, es wächst gerne auf Wiesenflächen
Blütezeit	Das ganze Jahr, April und Mai gelten als Haupt-Blütezeit.
Inhaltsstoffe	Gerbstoffe, Bitterstoffe, Inulin, Schleimstoffe, viele Mineralstoffe und Vitamine, ätherische Öle
Wirkung	Blutreinigend, krampflösend, schleimlösend, verdauungsanregend, stoffwechselanregend, gut gegen unreine Haut, Ekzemen, Husten etc.

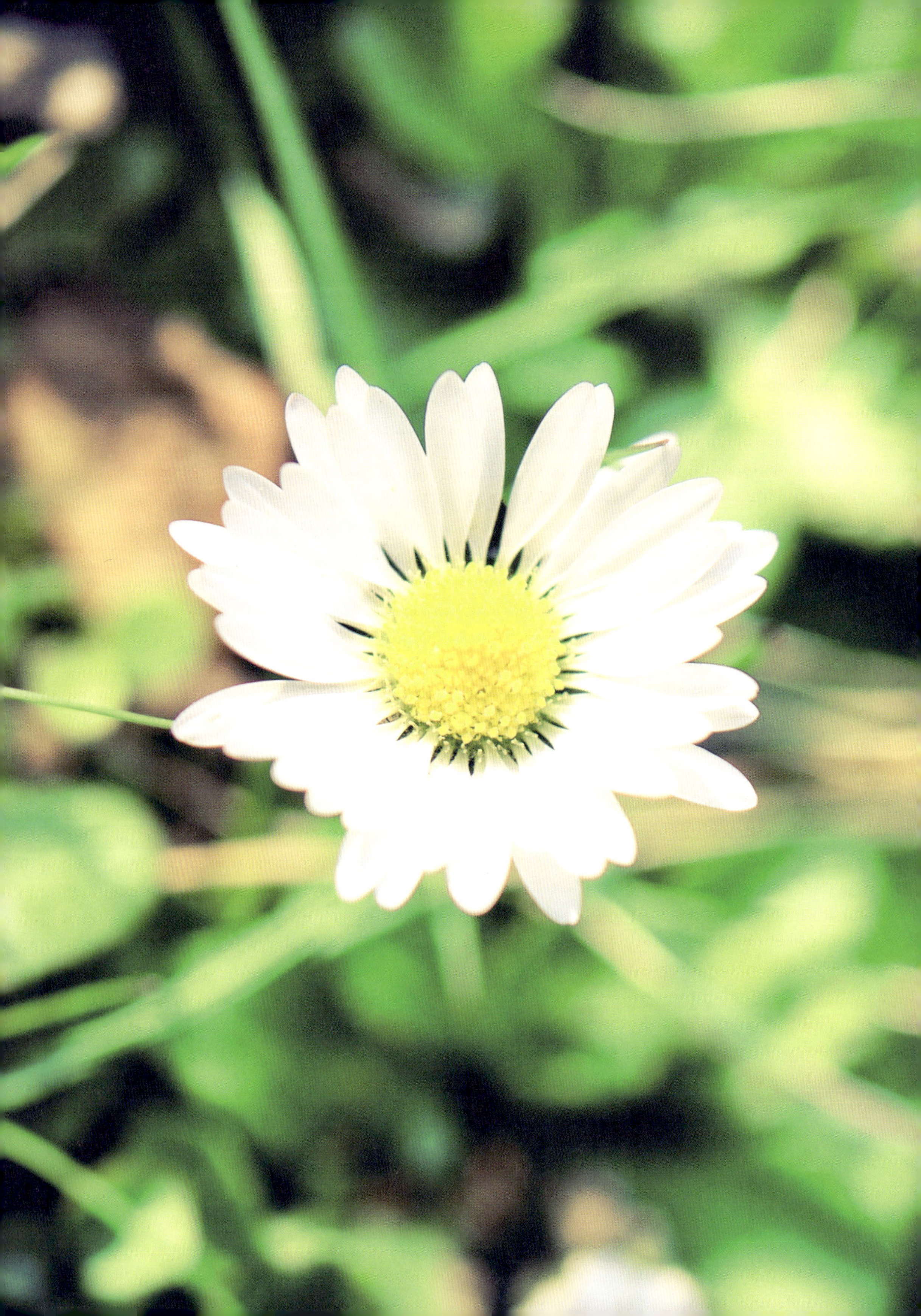

„Ich zähle doch nicht! Denn ich bin so klein und unbedeutend“ sprach das Gänseblümchen zur Hummel. „Schau mal nach oben hoch zum Himmel, siehst Du die Sterne? Jeder Einzelne ist wichtig, denn sonst hätten wir nicht diesen zauberhaften Sternenhimmel! Klar könnten wir annehmen, dass Einer nicht zählt, aber erst die Gemeinschaft und die Vielfalt ergibt ein Ganzes. Und da spielt die Größe keine Rolle, denn auch ein großes Sternbild besteht aus vielen kleinen Sternen“ gab die Hummel überzeugt zurück und flog zur nächsten Blüte“.

NICOLE OESTERWIND, AUTORIN

Das Gänseblümchen ist Heilpflanze des Jahres 2017 und blüht fast überall, z.B. auf Wiesen und am Wegesrand. Es gehört zu der Pflanzenfamilie der Korbblütler und fällt mit seinen schönen Blüten sehr zeitig im Frühjahr auf, dann spenden sie viel Kraft gerade gegen die Frühjahrsmüdigkeit. Gänseblümchen verleihen jedem Salat ein schönes Aussehen, dabei schmecken sie angenehm zart und wirken auch als Heilkraut.

In der Heilkunde haben Gänseblümchen einen hohen Stellenwert. Sie enthalten Bitter- und Gerbstoffe, Saponine und ätherische Öle. Dabei wirken sie appetitanregend und helfen bei Verdauungsproblemen und bei Erkrankungen der Atemwege. Ihre blutreinigenden Wirkungen reinigen auch die Haut. Probleme wie Akne und Schuppenflechte werden gemildert und können sogar ganz verschwinden.

Gänseblümchen werden gerne in der Homöopathie verwendet. In der Volksmedizin wird aus den Blüten ein Tee gegen Husten/Bronchitis sowie bei Haut- und Leberleiden eingesetzt.

Gänseblümchen vermitteln eine überaus positive Energie, sie symbolisieren die Kraft der Sonne.

Gänseblümchen als Heilpflanze wirken blutreinigend, blutbildend, entwässernd und schleimlösend. Inhaltsstoffe sind u.a. ätherische Öle, Bitter- und Schleim-, Gerbstoffe und Flavonoide.

Gänseblümchen bringen Leben in den Stoffwechsel und sind optisch ein besonderer „Hingucker". Fast jedes Kind fühlt sich magisch von der Strahlkraft der Gänseblümchen angezogen.

Die Blätter haben einen nussigen Geschmack

Gänseblümchen lassen sich einfach auf verschiedene Weise verwenden: als Tee (Hustenmittel, zur Stoffwechselanregung, bei rheumatischen Beschwerden), als Tinktur zur äußerlichen Anwendung bei Hautproblemen, Wunden u.a. und natürlich als Frischpflanzen z.B. als optisches Highlight auf einen Salat bzw. Dressing. Auch die jungen Blätter sind sehr schmackhaft. Kulinarisch: Die Blüten und Blattrosen kann man als Beigabe von Gemüsegerichten, Salaten etc. als essbare Dekoration verwenden. Die Blätter des Gänseblümchens haben einen leicht nussigen Geschmack und man kann sie gut wie ein Feldsalat anrichten.

Teeherstellung

2 gehäufte TL Gänseblümchenblüten mit 1/4 l kochendem Wasser übergießen, 10 Minuten ziehen lassen, abseihen und 2-mal tgl. 1 Tasse trinken. Als Hustenlöser ist eine Teemischung aus Gänseblümchen, Thymiankraut und Spitzwegerich-Blättern hilfreich.

Als besonders verlässliche Regenmelder gelten die „Sonnenbräute" im Garten. Zu diesen sonnenliebenden Blumen aus der Gattung der Korbblütler gehören Ringelblumen, Gänseblümchen, Kamille, Löwenzahn und Wegwarte. Sie alle schließen bei bevorstehendem Regen ihre Blütenkörbchen, um sie so vor Nässe und Fäulnis zu schützen. Besonders auf Ringelblumen und Gänseblümchen ist Verlass. Sie öffnen ihre Blüten am Morgen erst gar nicht, wenn schlechtes Wetter bevorsteht. Wer braucht da noch einen Wetterfrosch bzw. eine Wetter-App?

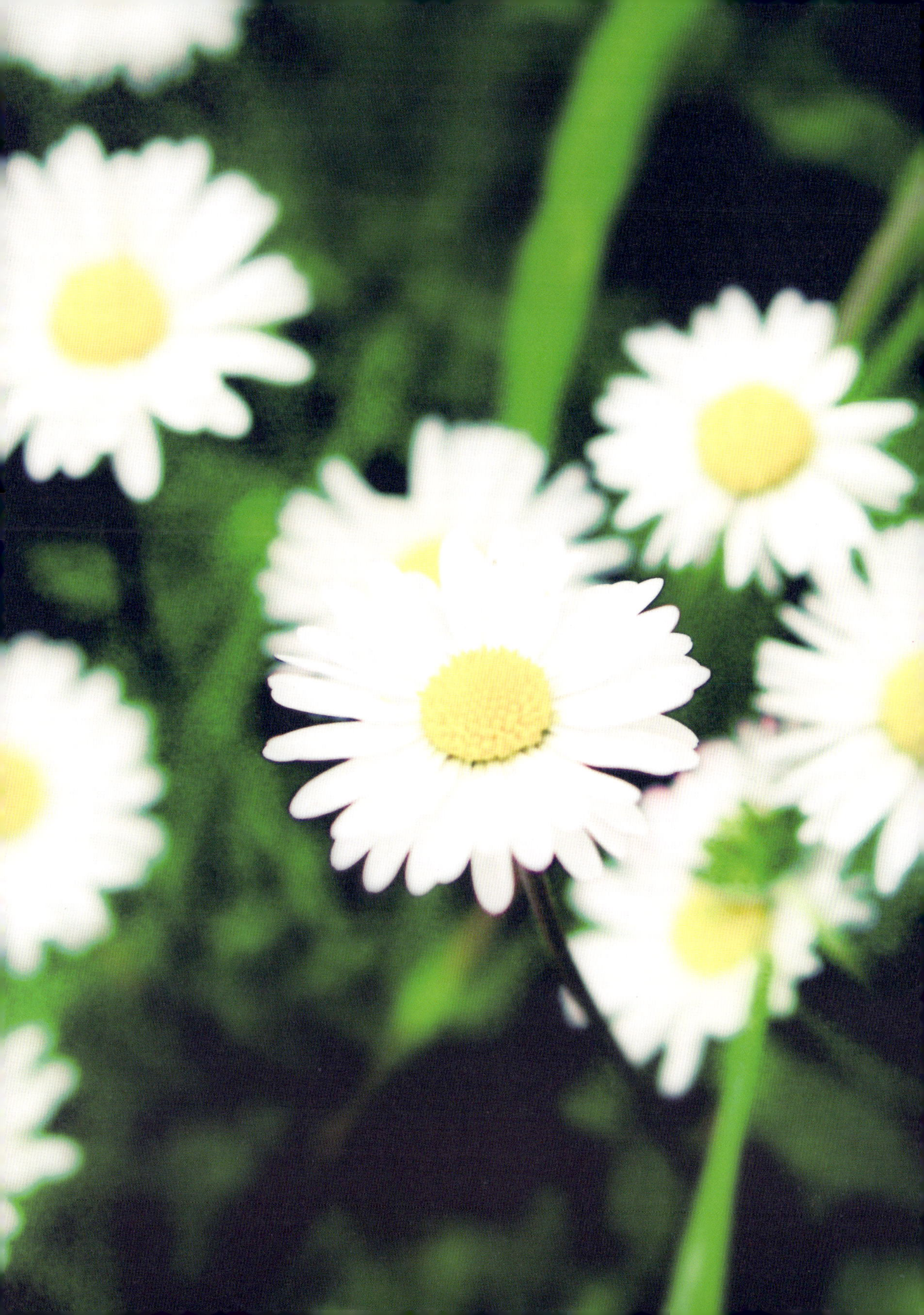

Aufs Jahr schon bin ich Braut,
Grüß dich Gott du Fingerkraut,
bist so schön und fein gebaut

UNBEKANNT

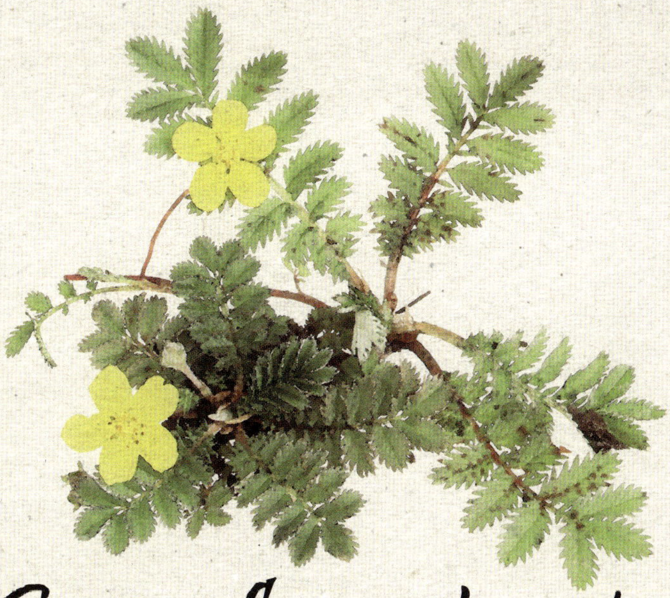

Gänsefingerkraut

ARGENTINA ANSERINA, POTENTILLA ANSERINA, GÄNSERICH, KAMPFKRAUT U.A.M.

Pflanzenfamilie	Rosengewächse
Vorkommen	hauptsächlich in Mitteleuropa, auf nährstoffreichen Böden
Blütezeit	von Mai bis September
Inhaltsstoffe	extrem viel Vitamin C, Mineralstoffe, Gerbstoffe, Bitterstoffe, Schleimstoffe, Cumarine, Flavonoide
Wirkung	krampflösend besonders die glatte Muskulatur, bei Magen, Darm, Unterleib, Angina Pectoris, schleimhautschützend, Immunsystem-stärkend

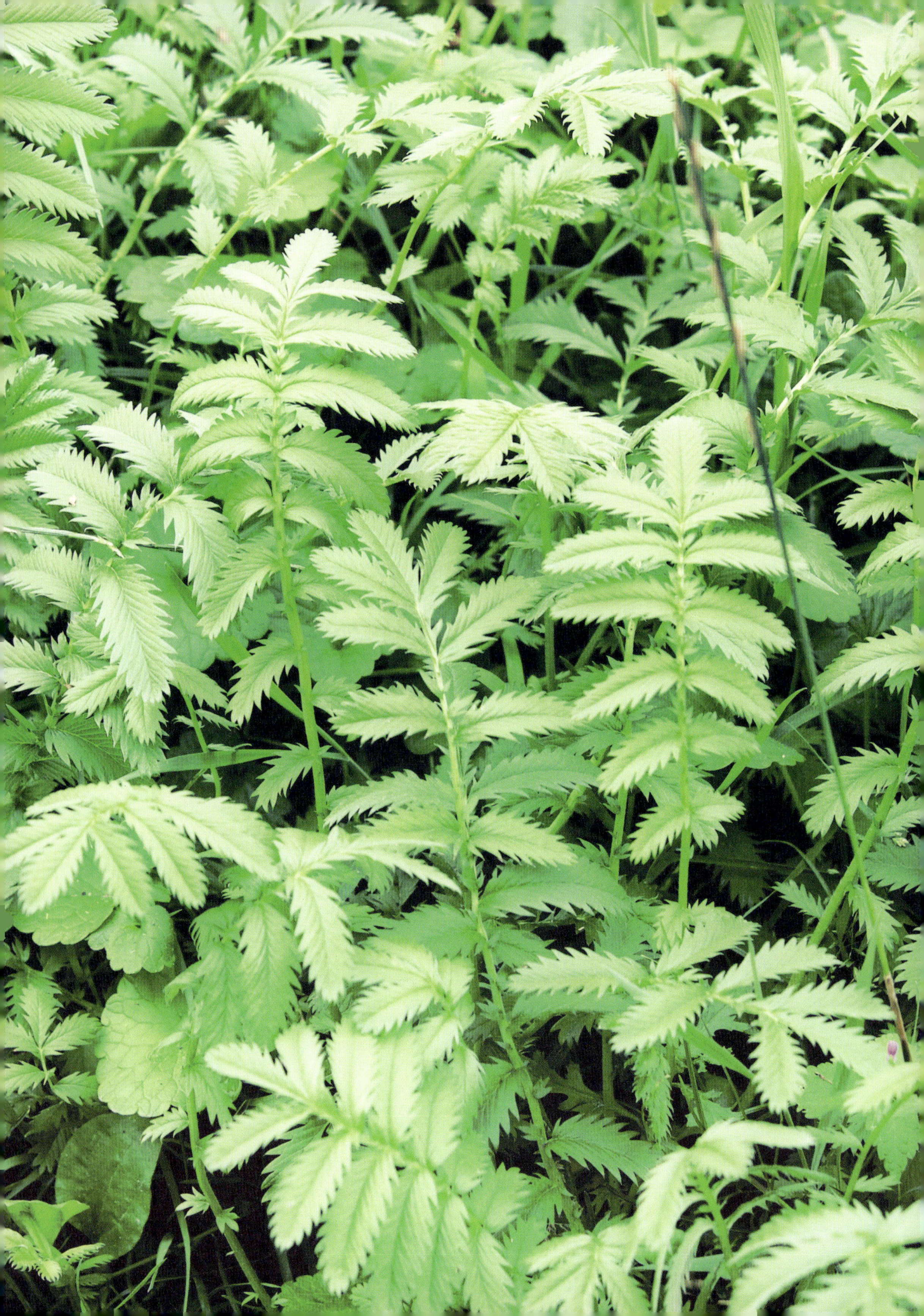

„Liebes Gänsefingerkraut,
du bist gepflanzt und auch gebaut
Du sollst mit mir rennen
und laufen
Und mir all mein War verkaufen
So geschwind ich dich raufe
So geschwind ich verkaufe
geschnitten hab ich Gänsekraut
Aufs Jahr schon bin ich Braut
Grüß dich Gott du Fingerkraut
Bist so schön und wohl gebaut
Stehst all hier im Gottes gräten
Von Dir will ich viel Geld
erwarten!“

ALTER MAGISCHER SPRUCH

Das Gänsefingerkraut gehört zu der Pflanzenfamilie der Rosengewächse und hat den höchsten Vitamin-C-Gehalt von allen Wildpflanzen; es begünstigt die Aufnahme von Mineralstoffen, besonders von Calcium und Eisen.
Es gibt 30 Fingerkrautarten, alle sind ungiftig und haben Heilwirkungen. Die Blütezeit geht von Mai bis Oktober, dann zeigen sich feine kleine gelbe Blüten. In der Homöopathie wird Gänsefingerkraut noch verwendet. In der Volksmedizin wird aus den Blüten ein Tee gegen Husten/ Bronchitis sowie bei Haut- und Leberleiden eingesetzt.
Das gelbblühende Gänsefingerkraut ist in Mittel- und Nordeuropa heimisch, man findet es an Wegen, Wiesen und Weiden, auch im steinigen Gelände. Das Gänsefingerkraut hat verschiedene Inhaltsstoffe mit überwiegend krampflösenden Eigenschaften. Es ist in vielen Phytopharmaka (z.B. gegen Magen- und Darmbeschwerden sowie bei Menstruationsbeschwerden) enthalten. Leider mussten in den letzten Jahren sehr viele pflanzliche Medikamente vom Markt genommen

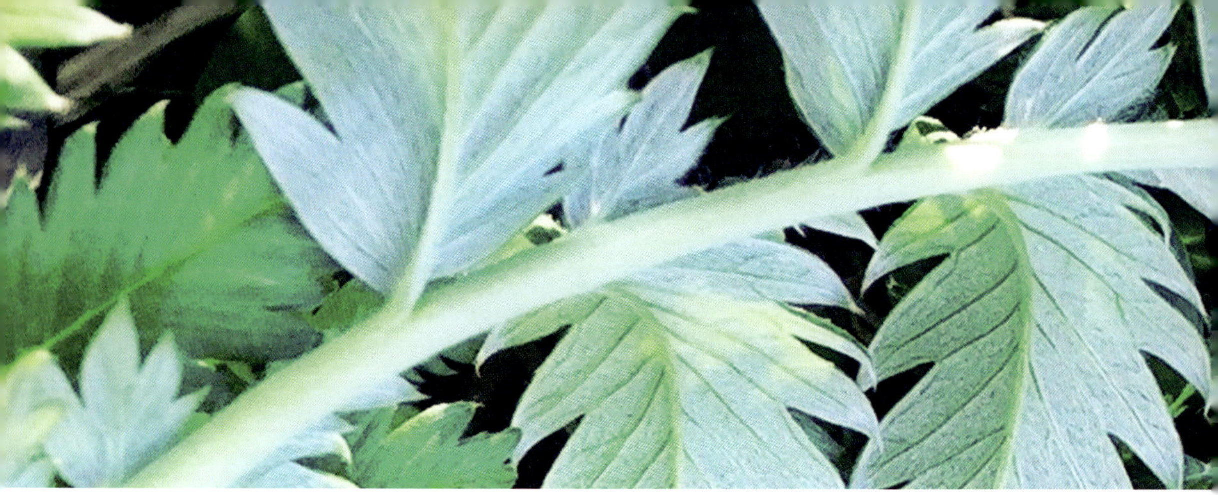

werden, die gesetzlich vorgeschriebenen Zulassungsstudien können sich die Hersteller (früher waren es häufig Familienbetriebe) einfach nicht mehr leisten. Auch die Homöopathie nutzt das Gänsefingerkraut als Entkrampfungsmittel (als „Potentilla anserina").

Die meisten Blätter des Gänsefingerkrauts sind 5-zählig. Darin wurde die Form der Hand gesehen und es sollte sich dadurch die Kraft des Menschen zeigen (lat. *potentia*), deshalb bekam die ganze Pflanzengattung den lat. Namen *Potentilla*. Der Beiname *anserina* stammt ebenfalls aus dem Lateinischen und bedeutet Gans. Gänse essen gerne alles kahl, was ihnen vor den Schnabel kommt. Nur beim Gänsefingerkraut passiert das nicht, weil er immer wieder auch durch seine Rhizome austreibt.

Die Inhaltsstoffe im Gänsefingerkraut sind Bitter- und Gerbstoffe, Cumarine, Flavonoide, viele Mineralsalze, Harze, Schleimstoffe und sehr viel Vitamin C. Es wirkt entzündungshemmend, krampf- und schmerzlösend. Selbst unter den Wildkräutern nimmt das Gänsefingerkraut einen „Spitzenplatz" ein. Deshalb wird es eingesetzt u.a. bei Durchfall, Fieber, Husten-, Magen- und Wadenkrämpfen, Regelbeschwerden, (Zahnfleisch-) Wunden.

Ein fast vergessenes Wildkraut und starkes Heilmittel

Gänsefingerkraut ist ein fast in Vergessenheit geratenes Wildkraut. In der Volksmedizin wurde es zur Ausleitung von Fieber verwendet. Als ein starkes Heilmittel hat es eine entspannende Wirkung bei Krämpfen, besonders der glatten Muskulatur, dabei wirkt es entspannend bei Angina Pectoris („Herzkrampf"), Husten-, Magen-, Darm-, Waden- und Menstruationskrämpfen. Das Gänsefingerkraut hat auch eine entspannende Wirkung im emotionalen Bereich und hilft Probleme schneller loslassen zu können.

Man kann die Blätter und die Wurzeln des Gänsefingerkrauts benutzen, teilweise werden die Bestandteile in Milch abgekocht (das ist nicht zu empfehlen für s.g. „Ur-Köstler"). Ein Tee,

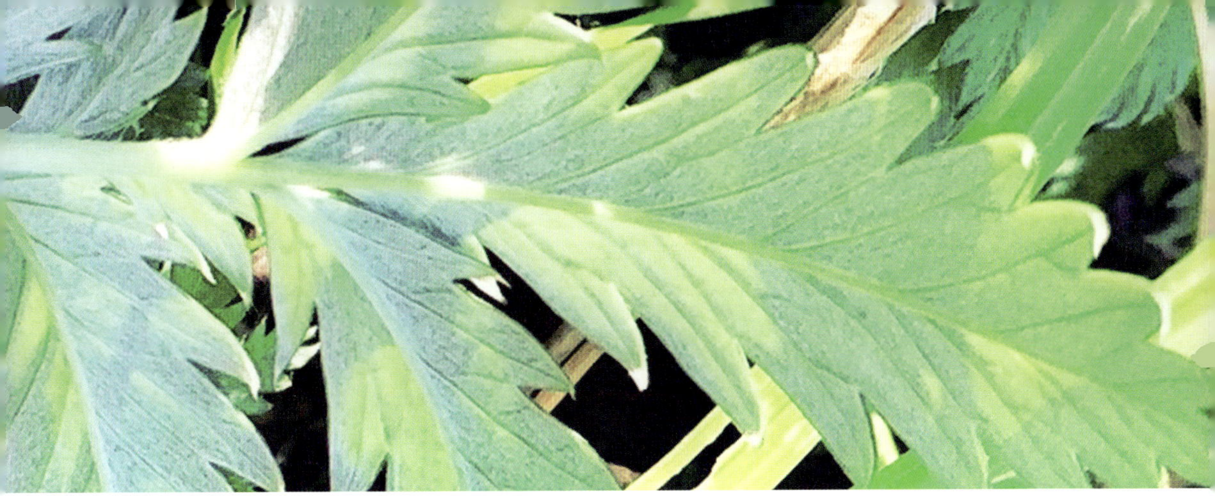

zubereitet aus dem frischen Kraut, wirkt entkrampfend (es heißt im Volksmund auch „Krampfkraut"). Gänsefingerkraut ist an den Orten, wo er wächst, häufig über eine größere Fläche anzutreffen, er wuchert mit seinen Ausläufern recht stark und schnell. Man findet ihn häufig an Wegrändern von Acker- und Weideflächen, weil er gut gedüngte und verdichtete Böden liebt.

Heilwirkungen bei Tieren: auch Tiere reagieren sehr gut auf die Heilwirkungen des Gänsefingerkrauts. Gänse mögen gerne das Kraut, denn es fördert bei den Tieren besonders die Wundheilung. Bei Pferden hat man beobachtet, dass das Gänsefingerkraut auch gegen Koliken hilft. Bedauerlicherweise verlassen sich viele Menschen lieber auf die Kräfte der pharmazeutischen Chemie, das Wissen um die Kraft der Heilkräuter ist stark in Vergessenheit geraten; möge unser Buch dazu beitragen, das wieder zu ändern.

„Unserer Intelligenz sind
Grenzen gesetzt –
Aber die Dummheit darf sich
ausbreiten wie Giersch.....“

ANNELIE KELCH – AUTORIN

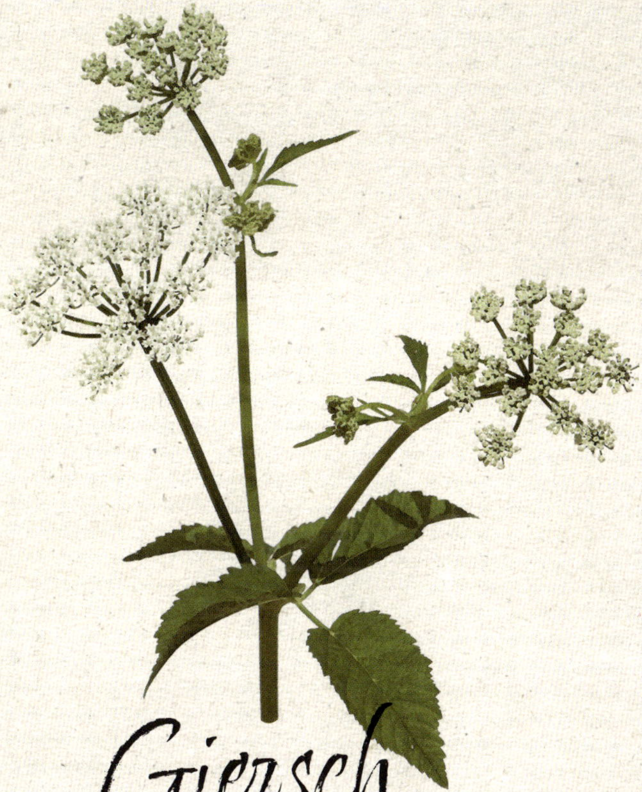

Giersch

AEGOPODUM PODAGRARIA, PODAGRAKRAUT, ZIPPERLEINSKRAUT, GEIßFUß U.A.M.

Pflanzenfamilie	Doldenblütler
Vorkommen	In fast ganz Europa
Blütezeit	Von Mai bis Juli
Inhaltsstoffe	Ätherische Öle, Cumarine, Flavonoide, Harz, Hyperosid, Provitamin A, Mineralstoffe wie Kalium, Magnesium, Calcium, Mangan, Kupfer, Bor
Wirkung:	Harntreibend, stoffwechselanregend, entsäuernd, kräftigend, entkrampfend, antibakteriell, entzündungshemmend, antifungizid

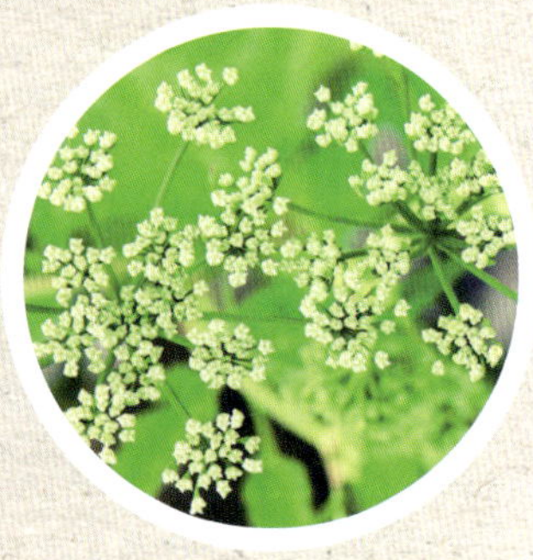

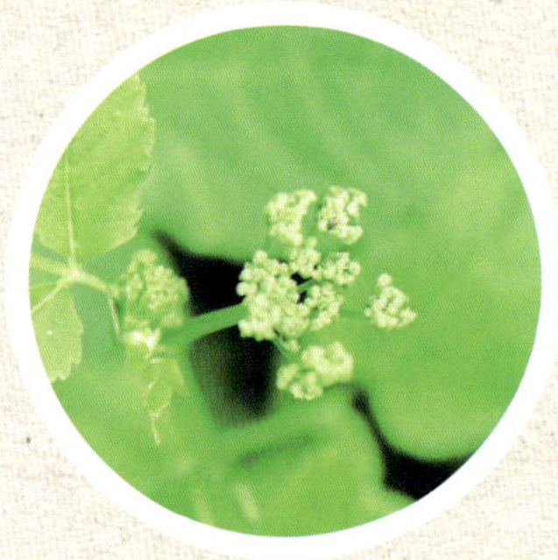

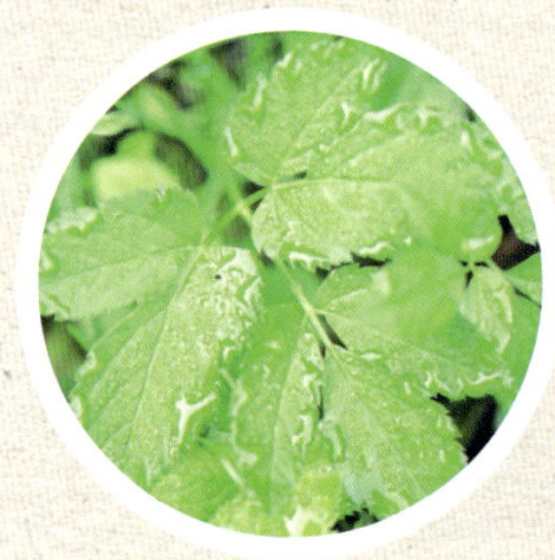

Aegopodum heißt aus dem Griechischen übersetzt „Ziegenfuß“ (αἰγοπόδης *aigopódēs)*, denn Giersch erinnert an den Fußabdruck einer Ziege. Er wird deshalb auch „Geißfuß“ genannt. Der Namenszusatz „podagraria“ weist darauf hin, dass der Giersch seit Jahrhunderten zur Linderung von Schmerzen bei rheumatischen Erkrankungen und Gicht verwendet wurde. Auch die Synonyme „Podagrakraut“ und „Zipperleinskraut“ lassen die Nähe zur Heilwirkung erkennen.

Giersch kommt fast überall in Europa vor, auch in osteuropäischen Regionen; in den USA wurde er eingeschleppt. Er liebt stickstoffhaltige Böden (genauso wie die Brennnessel). Essbar sind die Blätter, die Stängel und die Blüten. Ganz typisch für die Identifizierung sind die dreiteilige Verzweigung der Blätter sowie der dreikantige Stiel. Auch die Blätter kommen immer zu dritt vor.

Essbar sind die Blätter, die Stängel und die Blüten

Giersch wird auch als „Zipperleinskraut“ bezeichnet; und der Name *„podagraria“* weist auf die Hauptwirkung von Giersch hin: Es wirkt bei rheumatischen Beschwerden sowie bei Gicht (Podagra), ferner ist Giersch ausleitend = entgiftend. Das ist nicht verwunderlich, wenn man bedenkt, dass Giersch einen typischen „Rheumastandort“ (schattig-feucht) bevorzugt und sich dadurch selbst schützen muss. Giersch ist reich an Vitamin C, Karotinoide, Mineralstoffe und Spurenelemente wie Eisen, Kupfer und Mangan. Giersch fördert die Ausscheidung saurer Ablagerungen v.a. in den Gelenken (=„Podagra“), und das ist gerade dann besonders segensreich, wenn Menschen eher übersäuert aus einem langen Winter „kommen“. Bei Gicht (Ablagerungen von Harnsäurekristallen) ist Giersch ein unverzichtbarer Helfer der Natur. Im akuten Gichtanfall hilft eine Auflage oder eine Salbe aus Giersch. Giersch gilt als sich schnell verbreitendes „Unkraut“, bis zu 3 Quadratmetern pro Jahr kann er sich mit seinem Wurzelwerk (Rhizomen) ausbreiten, damit ist er quasi unaus-

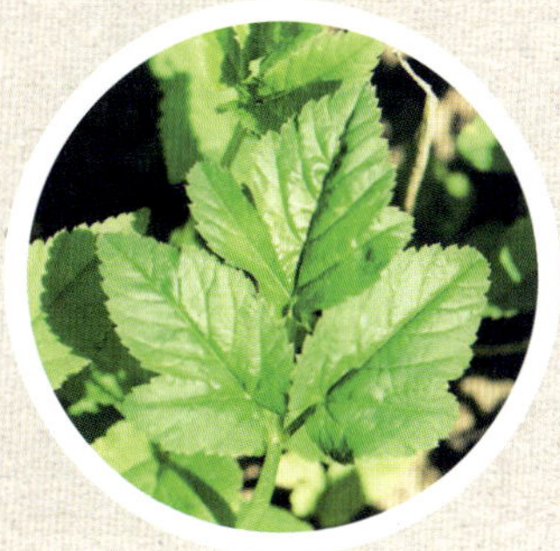 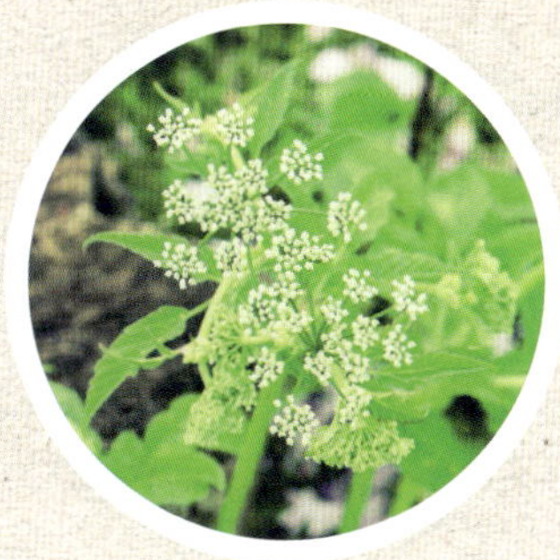 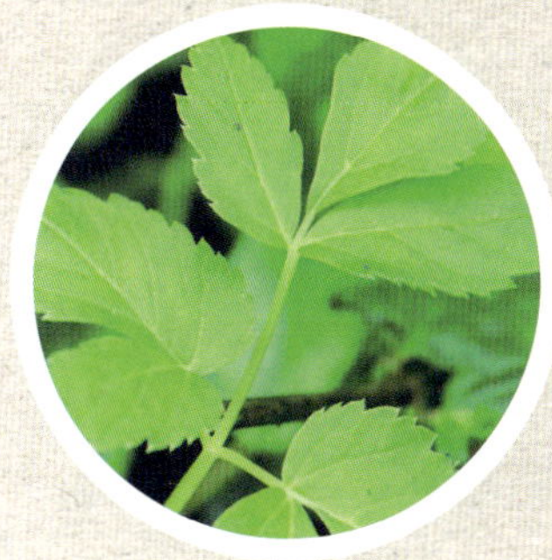

rottbar. Das Wildkraut besitzt widerstandsfähige Energien. Die Zahl 3 spielt beim Giersch als Erkennungsmerkmal eine wesentliche Rolle: Die Blätter sind doppelt 3-zählig gefiedert, und v.a. der Stiel ist dreikantig. Daran kann man Giersch schon beim Berühren des Stängels sogar bei Dunkelheit identifizieren.

Giersch gehört zu der Pflanzenfamilie der Doldenblütler, er wächst an Gebüschen, in Wäldern und auch gerne in unseren Gärten an schattig-feuchten Plätzen. Da er – einmal dort heimisch geworden – nur sehr schlecht aus dem Garten herauszubekommen ist, gilt Giersch allgemein als lästiges „Unkraut", übrigens völlig zu Unrecht. Denn Giersch ist ein sehr nahrhaftes Wildkraut. Die frischen Blätter schmecken nach einer „Mischung aus Möhre und Petersilie" und passen sehr gut als Grundlage für einen Salat oder für einen grünen Smoothie bzw. in einen grünen Saft. Giersch kann eines Deiner ersten Wildkräuter sein, um den Einstieg als „Wildkräuter-Experte" zu starten. Giersch ist leicht zu erkennen – sogar im Dunkeln durch das Tasten – und unverwechselbar.

Giersch mag im Garten zuweilen ein Problem machen, man bekommt ihn einfach nur schwer wieder heraus (Chemie? Nein danke!), v.a. weil er einem stark wuchernden Rhizom (Wurzel-Netzwerk) entspringt. Graben oder hacken Sie das Feld um, wo der Giersch sich ausgebreitet hat, und dann bringen Sie Buschbohnen in engen Reihen in den Boden, nach der Ernte der Bohnen noch einmal einbringen, und dann verschwindet Giersch, falls er sehr stören sollte; das ist aber dann schade, denn dann verpasst Du ein großes Wildkraut! Die Alternative zum Ausrotten lautet einfach: Essen und Genießen.

Weitere Inhaltsstoffe sind: Spurenelemente, viele Mineralstoffe, Vitamin A und C, Eisen, Mangan, Eiweiße, ätherisches Öl, Cumarine, Flavonolglykoside, Isoquercetin, Kaffeesäure, Kalium, Karotinoide u.v.a.m..

„Nesseln wachsen
im Mai ohne Saaten,
Ohne Pflug und
ohne Spaten“

BAUERNREGEL-BAUERNWEISHEIT

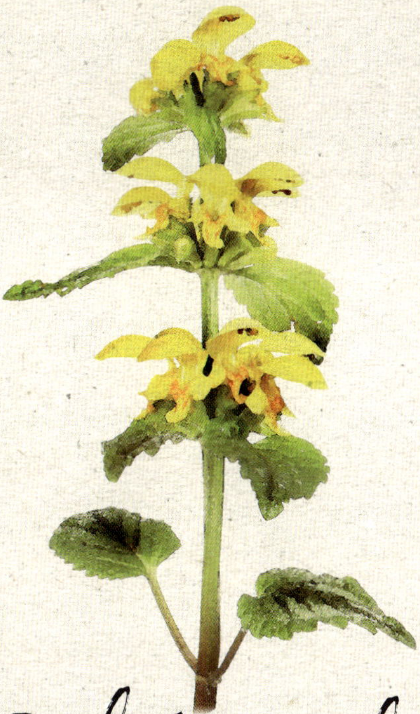

Goldnessel

LAMIUM GALEOBDOLON, GEWÖHNLICHE GOLDNESSEL, BIENENSAUG

Pflanzenfamilie	Lippenblütler
Vorkommen	Mitteleuropa und Nordamerika
Blütezeit	April bis Juli
Inhaltsstoffe	Ätherische Öle, Flavonoide, Saponine, Gerb-und Schleimstoffe, Zink, Bor, Calcium, Eisen, Kalium, Kupfer, Magnesium, Schwefel
Wirkung	entzündungshemmend, antibakteriell, schleimlösend, gegen Blähungen

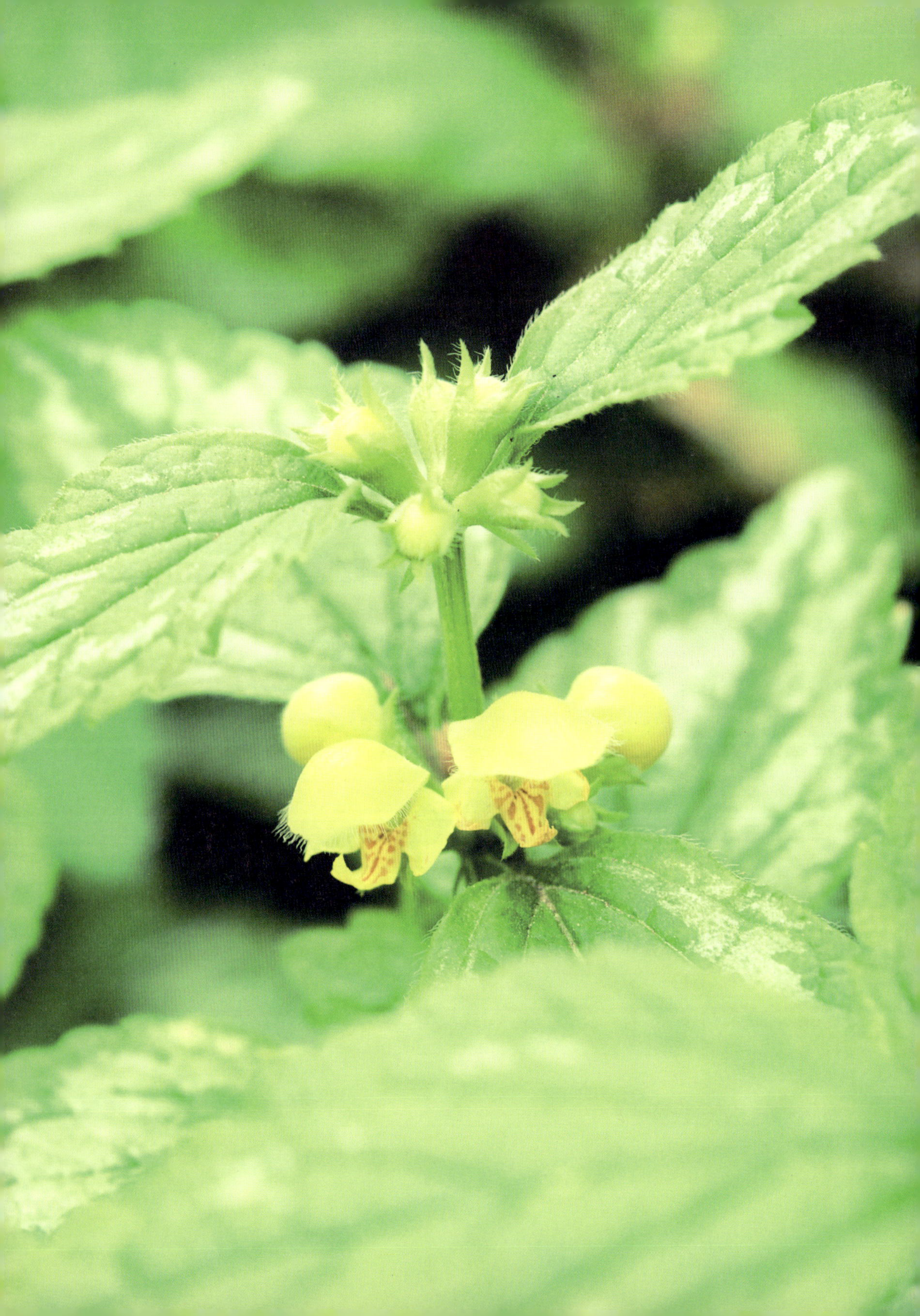

Die Goldnessel ist in ihrem Erscheinungsbild der Brennnessel ähnlich, sie besitzt jedoch wie alle anderen Taubnesselarten keine „Brenn"-Härchen. Die Goldnessel wächst flächig, die Blätter der silberblättrigen Goldnessel sind grün-silbrig, die Blüte ist goldgelb. Sie wächst gerne an Waldrändern, an lichten Wäldern und auf Frischwiesen. Der würzige Geschmack der Goldnessel erinnert ein wenig an Pilze.

Vorkommen: Die Goldnessel kommt in gemäßigten Breiten Europas und Asiens vor. Sie werden manchmal als eigene Gattung, meistens aber als eine Unterart der Gattung der Taubnessel eingeordnet. Der Ausbreitungsdrang der Taubnessel ist sehr groß, das geschieht durch oberirdische Ausläufer.

Inhalt: Neben ätherischen Ölen, Flavonoiden und Saponinen sowie Gerb- und Schleimstoffe enthalten Goldnesseln Bor, Calcium, Eisen, Kalium, Kupfer, Magnesium, Phosphor, Schwefel und Zink.

Die Goldnessel hat wie alle Taubnesselarten eine ausgleichende Wirkung bei Menstruationsbeschwerden und lindert Wechseljahr-Symptome. Die Blätter werten durch die Inhaltsstoffe (u.a. Zink) jeden Salat und Smoothie auf.

Sehr schmackhaft sind sowohl die Blüten wie auch die Blätter

Die Goldnessel findet man häufig in lichten Mischwäldern sowie an Waldrändern, gerne mag sie Halbschatten und auch Schatten. Direkte Sonneneinstrahlung ist bei der Taubnessel nicht besonders beliebt. Sie gilt als Pionierpflanze, d.h. sie ist einer der Ersten auf einem vegetationslosen Boden. Die gold-gelben Blüten recken sich besonders im Frühjahr manchmal einzeln, manchmal in größeren Feldern empor. Als Heilpflanze eingesetzt wirkt sie besonders bei Entzündungen und antibakteriell sowie schleimlösend z.B. bei Bronchitis, Sinusitis, Magen-Darm-Beschwerden sowie bei fieberhaften Infekten.

Die Blütezeit der Goldnessel beginnt im April und endet im September, ihre Wuchshöhe kann zwischen 15 cm bis 80 cm betragen. Sie besitzt oberirdische Ausläufer, über diese Ausläufer breitet sie sich schnell aus. Hummeln, Bienen und Schmetterlinge sorgen für eine gute Bestäubung und die fleißigen Ameisen verbreiten die Samen auf dem Boden.

Essbare Heilpflanze: Sehr schmackhaft sind sowohl die Blüten (im April bis ca. Juli) wie auch die Blätter (das ganze Jahr über). Der Honig in den Blüten ist süßlich, die Taubnessel wird auch als „Bienensaug" bezeichnet.

Die typische weiße Färbung der Blätter: Das weißlich-silberne Ornament der Goldnessel ist bei der reinen Form der Goldnessel nicht vorhanden, es handelt sich um eine verwilderte Ausleseform. Diese Ornamente kommen dadurch zustande, dass sich die Blatt-Oberfläche vom Blatt-Gewebe abhebt; und die entstehende Luftschicht reflektiert dann das Licht und lässt dabei die silberblättrige Goldnessel mit diesem eindeutigen Merkmal entstehen.
Im Winter mag die Versorgung mit frischen Wildkräutern schwieriger werden, die Blätter der Goldnessel findet man aber immer und kann sie gerade dann auch gut nutzen. In Töpfen und Kästen kann sie als dekorative Pflanze gezogen werden. Die Blätter bleiben auch im Winter silbrig-grün.

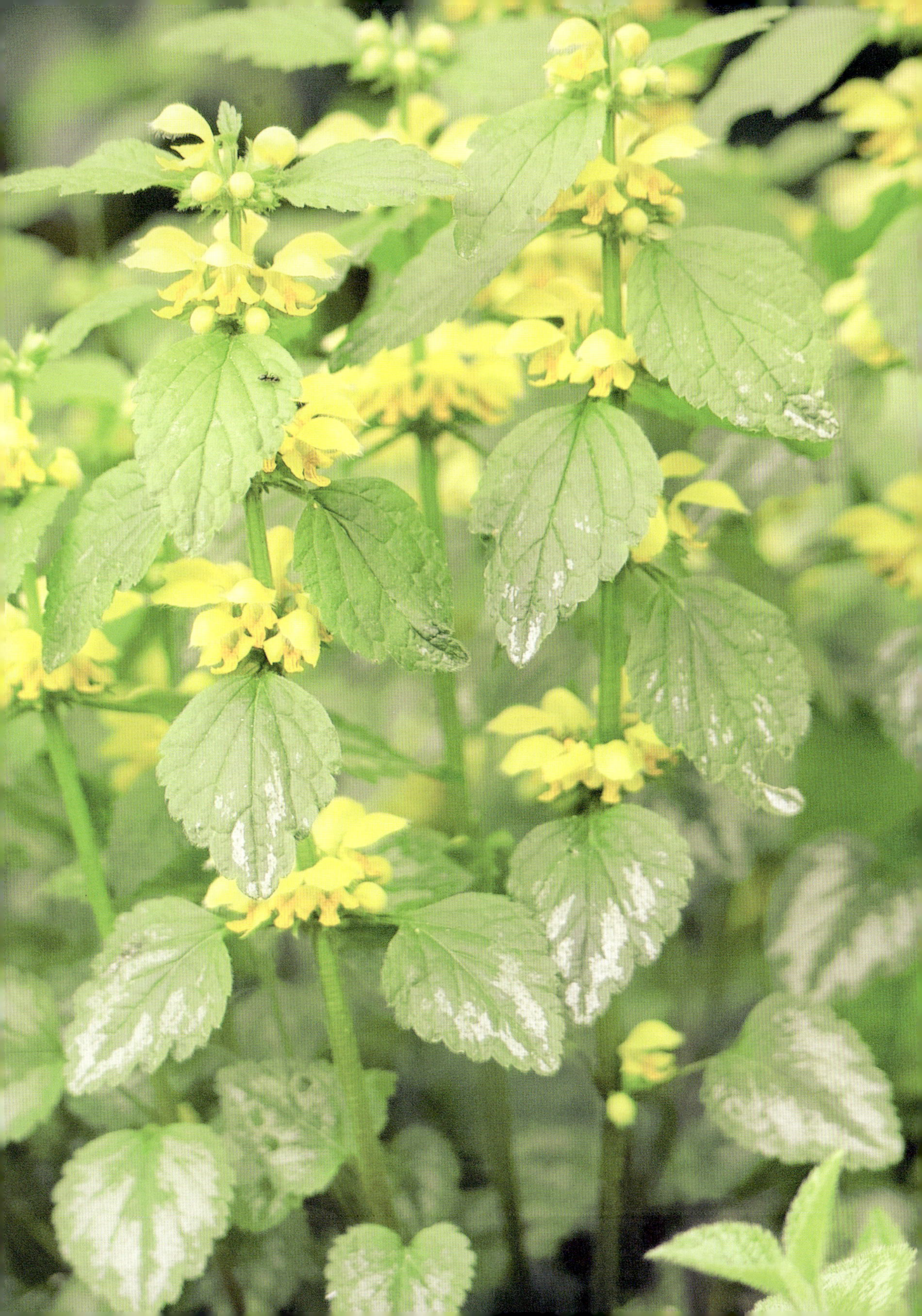

„Der Wasserfluss im
Körper stockt.
Es zwickt und schmerzhaft bockt.
Die Blase und der Nieren eine.
Womöglich liegen da auch Steine!
Da hilft Virgaurea die gute,
die ganz gemeine goldne Rute!“

VOLKSMUND, QUELLE UNBEKANNT

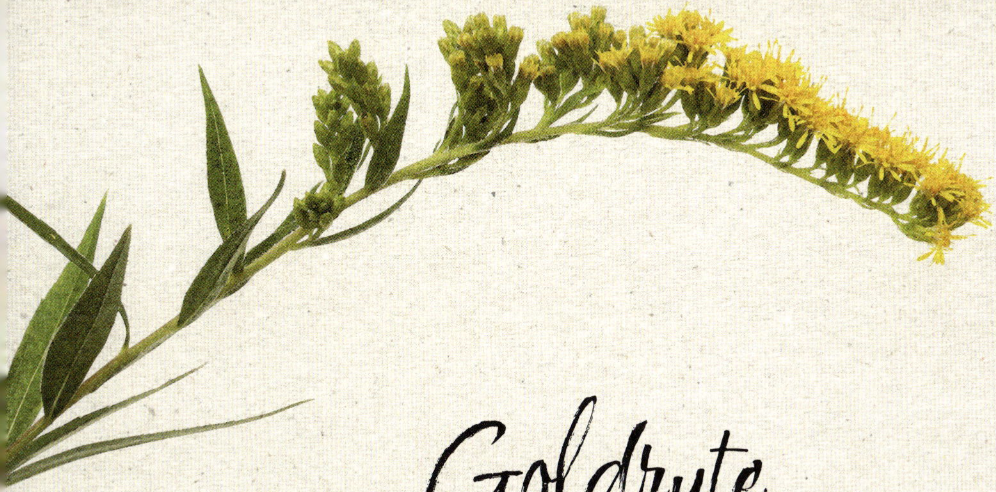

Goldrute

SOLIDAGO VIRGAUREA, FUCHSSCHWANZ, GOLDENE JUNGFRAU, WUNDHEILKRAUT, GOLDÄHRE U.A.M.

Pflanzenfamilie	Korbblütler
Vorkommen	Europa, Nordamerika trockene, sonnige Standorte Wald, Wegrändern, etc.
Blütezeit	Juni-September
Inhaltsstoffe	ätherische Öle, Gerb- und Bitterstoffe, Saponine, Kaffeesäure, Inulin , viele Mineralien. Außerdem bestimmte Flavonoide
Wirkung	Nierenmittel der ersten Wahl, entzündungshemmend, antibakteriell, schmerzstillend, krampflösend, stimmungsaufhellend

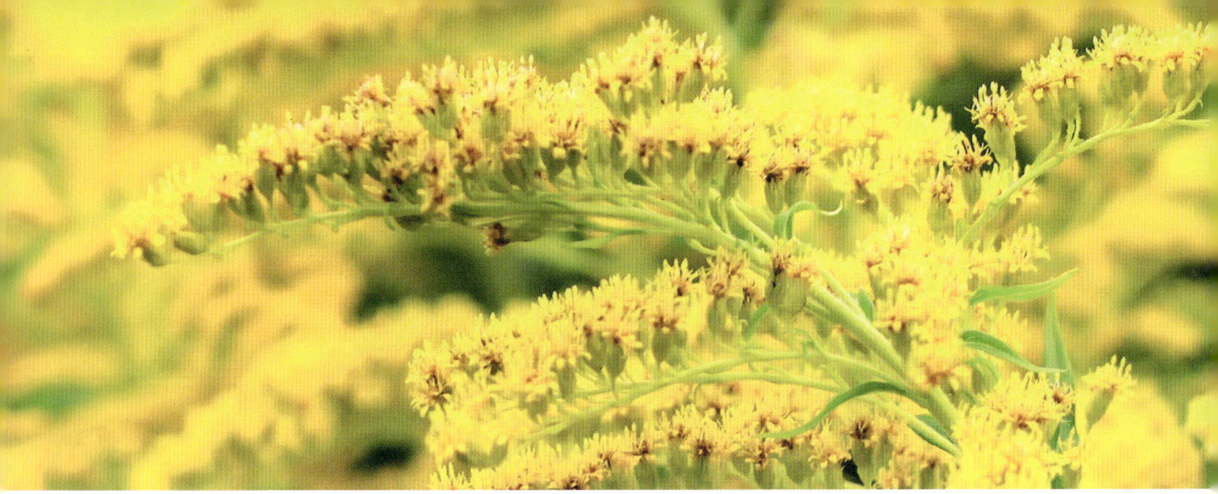

Der lateinische Name „Solidago“ ist vielen Therapeuten wohlbekannt, so z.B. in der Homöopathie. Die Goldrute ist ein wichtiges Wundheilmittel sowie das wichtigste pflanzliche Nierenheilmittel. Allerdings findet die Goldrute in der Küche (egal ob roh oder erhitzt) kaum Verwendung. Man kann aber die nahrhaften Samen, die Blütenköpfe sowie die jungen Blätter essen.

Die Goldrute findet man an Böschungen, in Wäldern bzw. Waldlichtungen, auf Wiesen und Weiden, aber auch in Gärten und an Bahndämmen. Es gibt Verwechselungsgefahr mit anderen Goldrutenarten, die aber allesamt ungiftig sind. Die Blütezeit ist von Juni bis zum September, gesammelt und benutzt werden die Blätter, die Blüten und die Triebe.

Die Goldrute ist eine ausdauernde und krautige Pflanze, sie wächst unterschiedlich hoch, meist bis 1 Meter, selten sogar bis 2 Meter hoch. Die Stängel wachsen häufig aufrecht, teilweise sind sie aber auch niederliegend. Die wechselständigen Blätter sind behaart und die Ränder oft gesägt.

> **Die Goldrute ist eine ausdauernde und krautige Pflanze**

Es gibt ca. 100 verschiedene Solidago-Arten, die hauptsächlich in Nordamerika verbreitet sind. In Europa wurden sie vor ca. 250 Jahren eingeführt. Nur die „gewöhnliche Goldrute“ (Solidago virgaurea L.) ist in Europa einheimisch, dafür ist sie therapeutisch auch die wertvollste. Die genaue Unterscheidung der verschiedenen Arten gelingt fast nur einem Fachmann. Es gibt auch einige Goldruten-Arten in Südamerika sowie in Eurasien. Auf den Fotos ist die kanadische Goldrute zu sehen.

Die Blütezeit der Goldrute findet i.d.R. zwischen Juni und September statt. Die Blüte ist typisch gelb und unverkennbar. Die körbchenförmigen Blütenstände haben zumeist einen Durchmesser von 8 bis 16 mm und darin befinden sich meistens bis zu 20 Einzelblüten.

Für Insekten sind die Blüten eine sehr wertvolle Nahrungsquelle, die Goldrutenblüte bildet sehr viel Nektar.

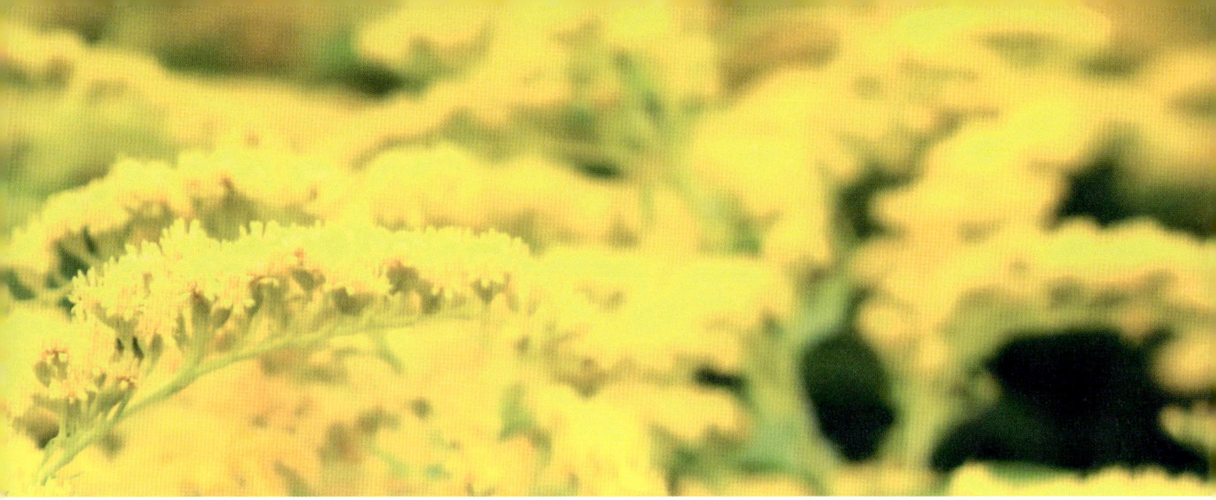

Die Inhaltsstoffe in der Goldrute sind ätherische Öle, Gerb- und Bitterstoffe, Flavonoide (eine große Gruppe s.g. SPSs = sekundärer Pflanzenstoffe wie die Blütenfarbstoffe), Saponine, Kaffeesäure und viele Mineralien.

Die Ernte der Goldrute für heilmedizinische Zwecke erfolgt möglichst zu Beginn der Blütezeit. Es werden die oberen ca. 15 cm der Pflanzenanteile verwendet. Dabei werden die Blütenköpfe sowie die Blätter eingesammelt. Anschließend werden diese Pflanzenanteile kopfüber möglichst im Schatten getrocknet.

Aus den getrockneten Anteilen kann man Tee erzeugen

Aus den getrockneten Anteilen kann man z.B. einen Tee erzeugen, alternativ dazu kann man sich auch eine Tinktur herstellen. Einfacher (aber besser?) ist das Kaufen fertiger Arzneipräparate.

Die Goldrute ist eine recht pflegeleichte und anspruchslose Pflanze. Sie lässt sich leicht aussäen bzw. anpflanzen. Die Boden- sowie die Lichtverhältnisse sind durchaus variabel, die Goldrute liebt einen trockenen, kalkhaltigen und auch einen „schweren", lehmig-sandigen Boden. Sind die Bedingungen nicht günstig, wächst die Goldrute zumeist nicht so hoch.

„Guter Heinrich bist mein
Knecht,
Mit meiner Kuh ist's nicht recht.
Geh das Dorf auf und nieder,
Bring mir meinen Nutzen wieder"

ALTER „MILCHZAUBER",
MAN RIEB DAZU NOCH DAS MELKGESCHIRR
MIT GUNDERMANN AUS

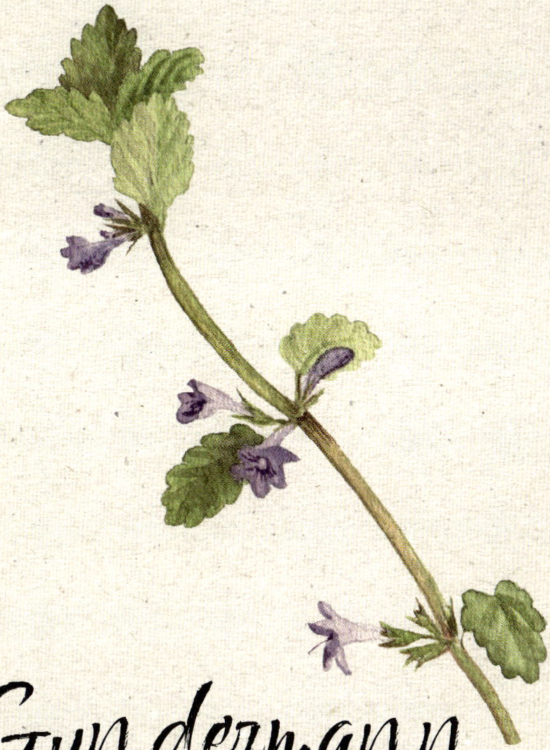

Gundermann

GLECHOMA HEDERACEA, GUNDELREBE, SOLDATENPETERSILIE, HEDERICH U.A.M

Pflanzenfamilie	Lippenblütler
Vorkommen	Europa und Asien, auf Wiesen, Bachufern, Waldrändern und Gärten
Blütezeit	April bis Juli
Inhaltsstoffe	ätherisches Öl, Gerbstoffe, Bitterstoffe, Harz, Kohlenhydrate, Kalium, Cholin, Saponine, Vitamin C
Wirkung	Appetitanregend, entgiftend von Schwermetallen (besonders Blei), entzündungshemmend, krampflösend, schleimlösend, wundheilend etc.

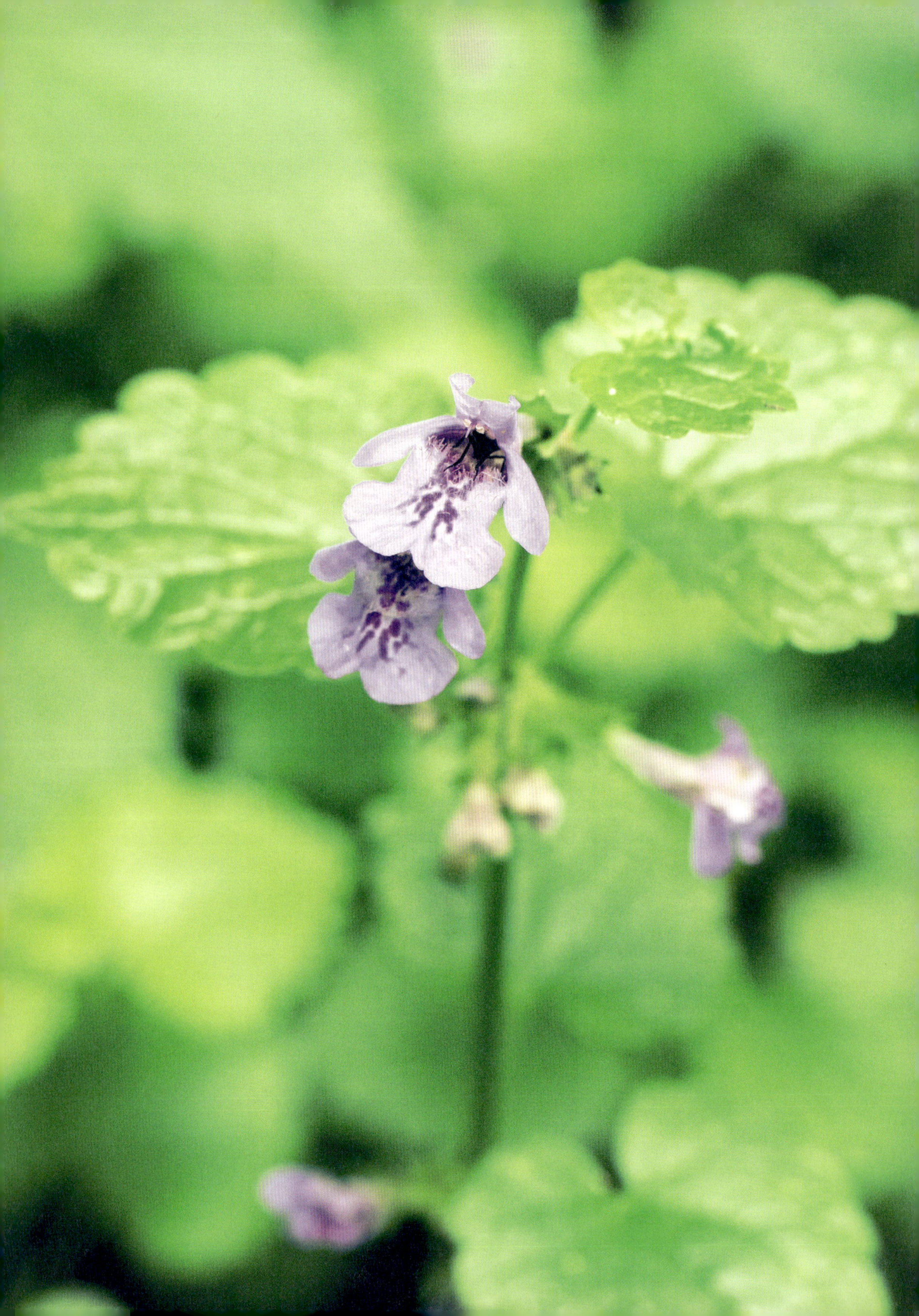

„Es gibt eine Kraft aus der
Ewigkeit und diese Kraft ist grün.
Grün gibt Vertrauen,
Hoffnung in das sich immer
wieder Erneuernde, das dem
Menschen hilft.
Wer Schmerzen oder Geschwüre
in der Brust hat,
soll gekochte und noch warme
Gundelrebe um seine Brust
legen....“

HILDEGARD VON BINGEN,1098-1179,
ÄBTISSIN, DICHTERIN, KOMPONISTIN UND
BEDEUTENDE UNIVERSALGELEHRTE

Gundermann (℅ Glechoma hederacea) ist ein s.g. Lippenblütler. Es ist ein bodenkriechendes Kraut, nur in der Region der Blüte richtet sich der Gundermann auf.

Gundermann hat eine Heilwirkung auf alle Schleimhäute im Körper und ist entzündungslindernd; ferner wird die Entschlackung und Entgiftung des Körpers über die Lymphwege angeregt (z.B. mit einem selbst hergestellten Auszugs-Öl).

Der Name Gundelrebe rührt von der Heilkraft bei eitrigen Erkrankungen, denn der Volksmund bezeichnete dieses als „*Gund*“, und das bedeutet „Eiter“ bzw. Geschwür“ (der Name wird aber schon lange nicht mehr benutzt). Inhaltsstoffe sind ätherische Öle, Bitter- und Gerbstoffe, Cholin, Flavonoide, Saponine, Vitamin C und Kalium. Die Blätter werten durch die Inhaltsstoffe (u.a. Zink) jeden Salat und Smoothie auf.

Die „Gundelrebe“ = Gundermann lässt sich am besten schon im Frühjahr, im April oder Mai, ernten. Dann ist die Pflanze durch die Gerbstoffe noch nicht so bitter wie später im Jahr. Bei der feinen und kleinen Blüte kann man die aufgerichteten Blütenkerzen entnehmen und im Schatten trocknen. Daraus lässt sich ein Heil-Tee u.a. zur Ausleitung von Schwermetallen machen. Gundermann ist auch Bestandteil eines Wundheiltees, er wird Schweizertee genannt.

Gundermann ist ein Ausleitungsmittel für Schwermetalle, u.a. Blei. Er fördert die Bindung von Körpersekreten und Schwermetallen, damit sie dann den Körper verlassen können (Chelatwirkung). Heutzutage sind unsere Körper stark mit Schwermetallen belastet, und es ist ein Geschenk der Natur, die uns dieses entgiftende Wildkraut schenkt.

Früher tranken Maler und Bleigießer Gundermann-Tee, um Vergiftungen durch bleihaltige Farben etc. zu verhindern. Der Maler Yves Klein (1928-62), bekannt durch seine blauen Bilder, starb mit nur 34 Jahren an einem Herzinfarkt (Ursache Blei?), seine Bilder überlebten ihn.

Fördert die Bindung von Schwermetallen im Körper

Die Erntezeit des Gundermanns ist etwas länger als die Blütenperiode, von April bis zum August. Wegen seines Vitamin-C-Gehaltes und v.a. wegen seines charakteristischen, aber nicht unangenehmen Geschmacks nennt man Gundermann auch Soldatenpetersilie.

Gundermann liebt schattige bis halb-schattige Standorte sowie nährstoffreiche und mäßig feuchte Böden auf Wiesen, Waldrändern oder im Uferbereich von Seen und Flüsse. In Europa ist es ein Wildkraut, das man fast überall finden kann, sein Verbreitungsgebiet ist weltweit. Schon die Germanen benutzten Gundermann als Heilpflanze.

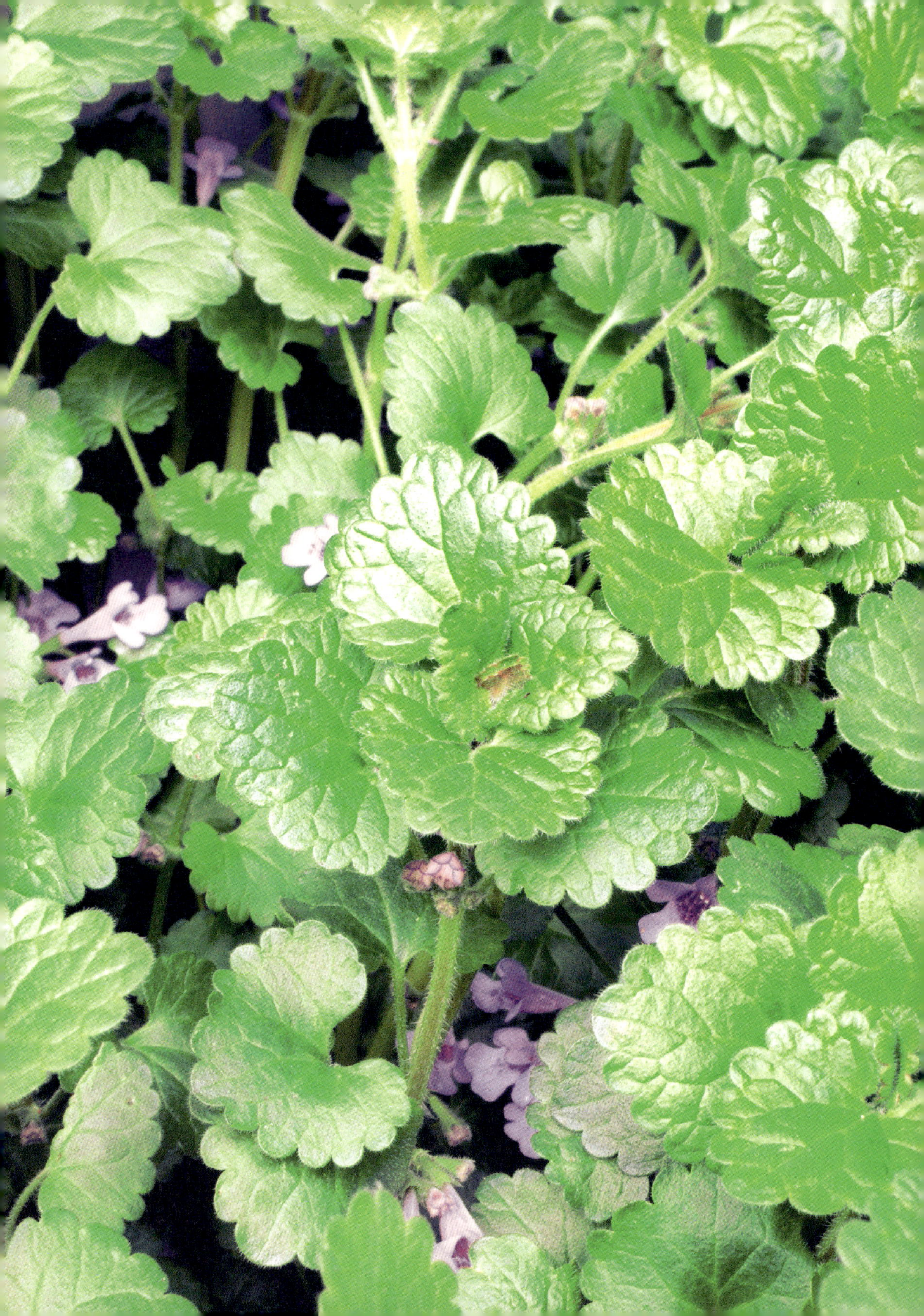

„Ich hab die vier Kräfte gemeldet,
die in der Perforata sind,
Nämlich gegen die Phantasie,
gegen Würmer,
gegen Wunden und
Die balsamische Tugend"

PARACELSUS
THEOPHRASTUS BOMBASTUS
VON HOHENHEIM

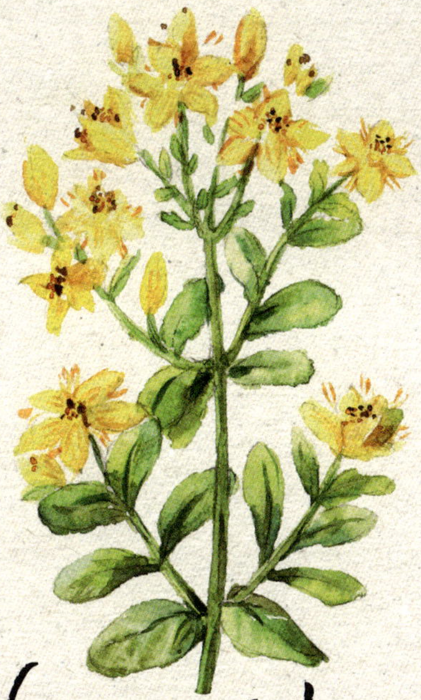

Johanniskraut

HYPERICUM PERFORATUM, ST. JOHNS WORT (ENGL.), HERRGOTTSBLUT, MANNESKRAFT

Pflanzenfamilie	Hartheugewächse
Vorkommen	Hauptsächlich Europa, Westasien, Nordafrika, es wächst gerne an Waldränder, Wegränder und Böschungen
Blütezeit	Juni-September
Inhaltsstoffe	Ätherisches Öl, Hypericin, Flavonoide: Hyperosid, Rutin, Quercetin, Oligomere Procyanidine, Chlorogensäure, Gerbstoffe, Aminosäuren
Wirkung	krampflösend, antidepressiv, antiviral, antimikrobiell, blutdrucksenkend, antiretroviral (wirksam gegen Retroviren), antithrombotisch

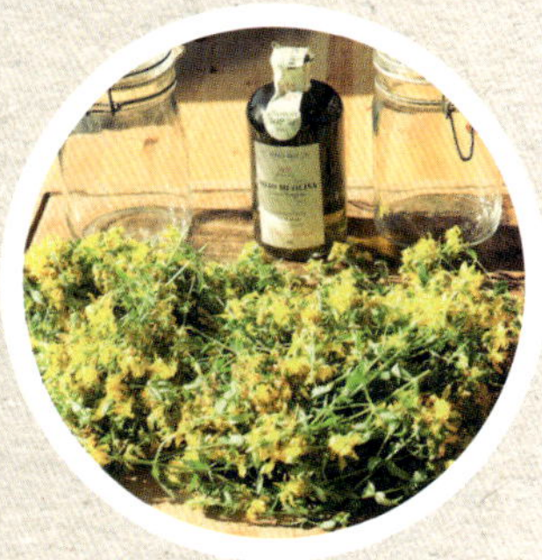 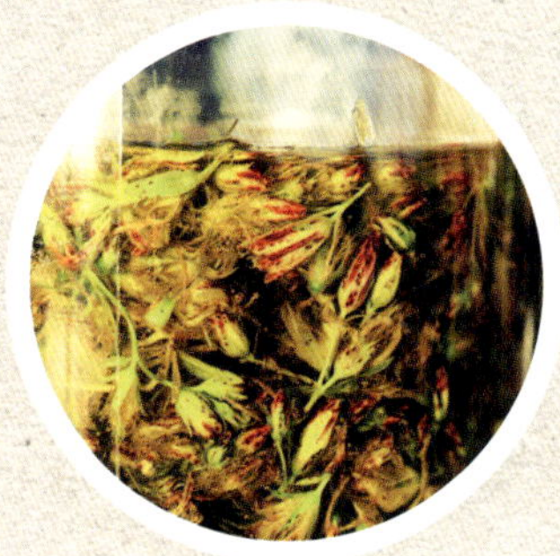 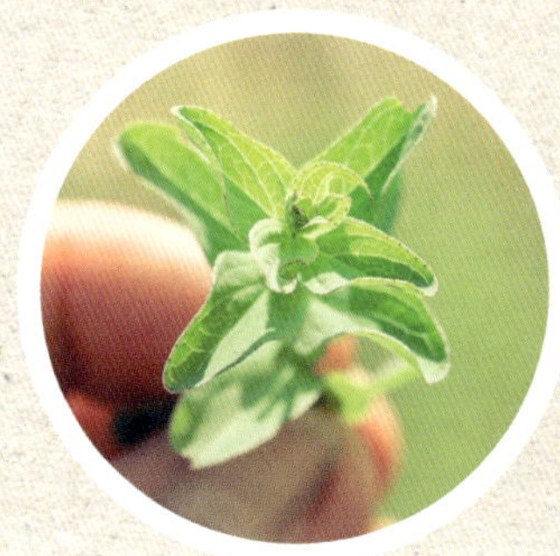

Johanniskraut blüht von Mitte Juni bis Mitte September. Es kann uns besonders in der dunklen Jahreszeit bei einem Stimmungstief helfen, denn man sagt, Johanniskraut speichere die Sonnenenergie. Man gewinnt das Rot-Öl (hervorgerufen durch den Wirkstoff Hypericin) aus einem guten, wenn möglich kaltgepressten Bio-Öl. Im dem Blatt befinden sich kleine Öldrüsen, die man erkennt, wenn man das Blatt gegen das Licht hält (oder ein Makro-Objektiv hat). Die verblühte Blüte ist tiefrot. 2015 war das echte Johanniskraut (Hypericum perforatum) die Arzneipflanze des Jahres, absolut berechtigt. Es ist ein ganz großes Heilkraut!! Seit Jahrtausenden werden dieser sonnenliebenden, gelbblühenden Pflanze fast magische Kräfte mit enormer Heilwirkung zugeschrieben. Auch die Wissenschaft beschäftigt sich intensiv mit den Inhaltsstoffen des Johanniskrautes, es gibt zahlreiche Anwendungsgebiete wie leichte Depressionen, Stress/Unruhe, Schlafstörungen, Angst u.a.m., bei denen Johanniskraut auch in der etablierten Medizin eingesetzt wird, zumindest ansatzweise.

Es ist ein ganz großes Heilkraut mit enormer Heilwirkung

Es gibt viele Produkte mit Johanniskraut, die man frei verkäuflich erwerben kann. Viele wissenschaftliche Studien belegen überdies die Heilwirkung des Johanniskrautes.

Johanniskraut wird auch als „Herrgottsblut" bezeichnet. Namensgeber war Johannes der Täufer (um 28 n. Chr.). Die Pflanze blüht i.d.R. um den Johannistag am 24. Juni, direkt nach dem heidnischen Sonnenwind-Fest am 21. Juni. Auch der englische Name *„Saint John's wort"* und der spanische Name *„hierba de San Juan"* haben den gleichen Ursprung. Und übrigens sind viele Bilder vom blühenden Johanniskraut in diesem Buch genau am 21. Juni 2019 gemacht worden, am Tag der Sonnenwende, zufällig und unbeabsichtigt.

Johanniskraut hat auch eine sehr gute Beziehung zur Haut, z.B. als Öl bei Verletzungen,

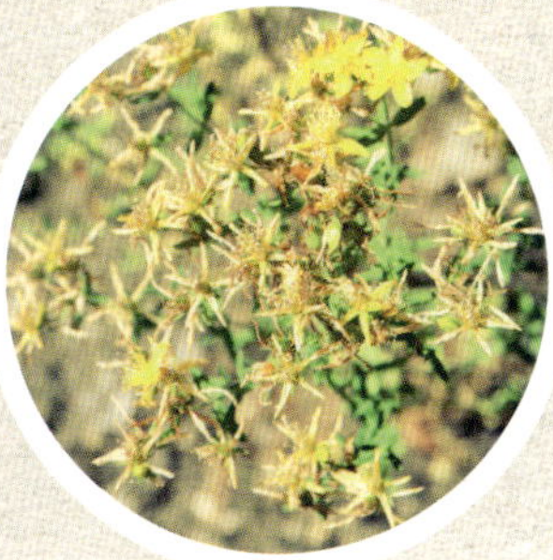
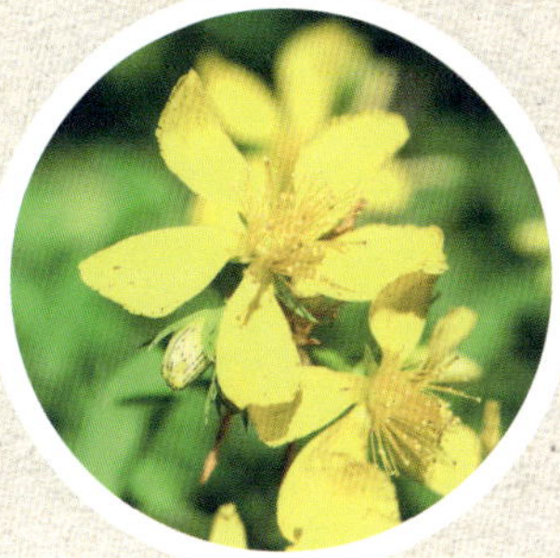
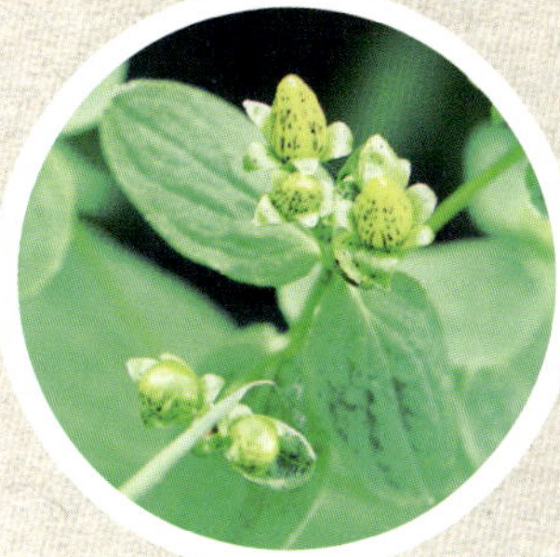

Prellungen, Zerrungen, nach Sonnenbrand, Schmerzen auf der Haut, zur Narbenpflege, bei offenen Wunden zur Wundpflege.

Die goldgelben Blütenblätter enthalten den roten Wirkstoff Hypericin, und wenn man einige Blütenknospen in den Fingern verreibt, entsteht dabei eine typische Rotfärbung an den Fingern, sozusagen aus dem Nichts heraus.

Ein Geheimtipp: gerade in den Mittelmeerländern wurde traditionell die Ganzkörpereinreibung mit Olivenöl auch aus therapeutischen Zwecken praktiziert (durch Zufuhr von freien Elektronen), das geht auch hervorragend mit dem selbst hergestellten Rot-Öl. Eine wirklich wunderbare Erfahrung ist die regelmäßige Einreibung mit Rot-Öl; das ist Balsam für Seele und Körper (und für die Haut, nur bitte etwas vorsichtig sein mit starker Sonneneinstrahlung, da kann eine seltene Lichtempfindlichkeit auftreten).

Die Blütenblätter enthalten den Wirkstoff Hypericin

Herstellung des „Rot-Öl“: Frisch gepflücktes Johanniskraut mit den sonnengelben Blüten in ein Glas mit einem guten kaltgepressten Bio-Öl geben, in die Sonne stellen und dann ca. 3-4 Wochen abwarten. Ätherische Öle (Hypericin sowie andere Bioflavonoide und Flavone) werden dadurch herausgelöst und sind dann verantwortlich für die Rotfärbung sowie die Heilwirkung des Öles. In Dunkelheit aufbewahrt kann es uns den ganzen sonnenarmen Winter im übertragenen Sinne mit der Kraft des Sonnenlichtes versorgen und stimmungsaufhellend wirken. Die Blätter sind gegenständig angeordnet, ihre Form oval-eiförmig bis länglich. Das Blatt ist dicht mit Gewebslücken bestückt, die beim Betrachten des Blattes im Gegenlicht ein typisches Merkmal des echten Johanniskrautes darstellt. Das sind s.g. Öl-Drüsen.

Klebkraut ich winde dich,
Feinstliebchen finde dich,
heute Nacht um zwölf vor
meinem Bett.

LIEBESZAUBER BRAUCHTUM

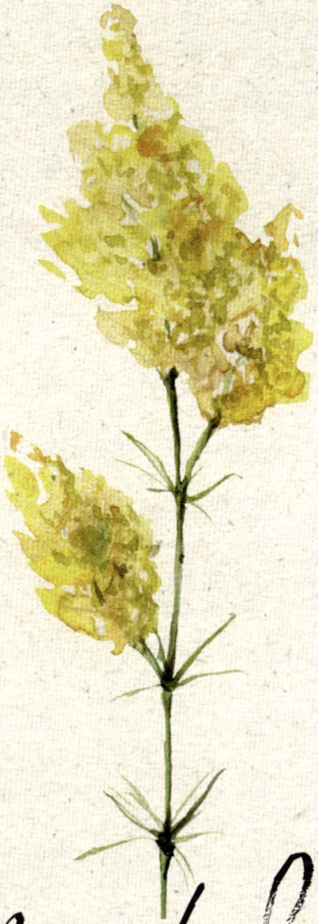

Kletten-/Labkraut

GALIUM VERUM, MILCHGERINNKRAUT, GLIEDKRAUT, KLEBGRAS, WUNDKRAUT U.A.M

Pflanzenfamilie	Rötegewächse
Vorkommen	In ganz Europa
Blütezeit	Juni bis September
Inhaltsstoffe	Ätherische Öle, Cumarine, Flavonoide, Gerbstoffe, Glykoside, Kieselsäure, Spurenelemente, Labferment
Wirkung	Harntreibend, entkrampfend, verdauungsfördernd, Lympfluß-fördernd, stimmungserhellend

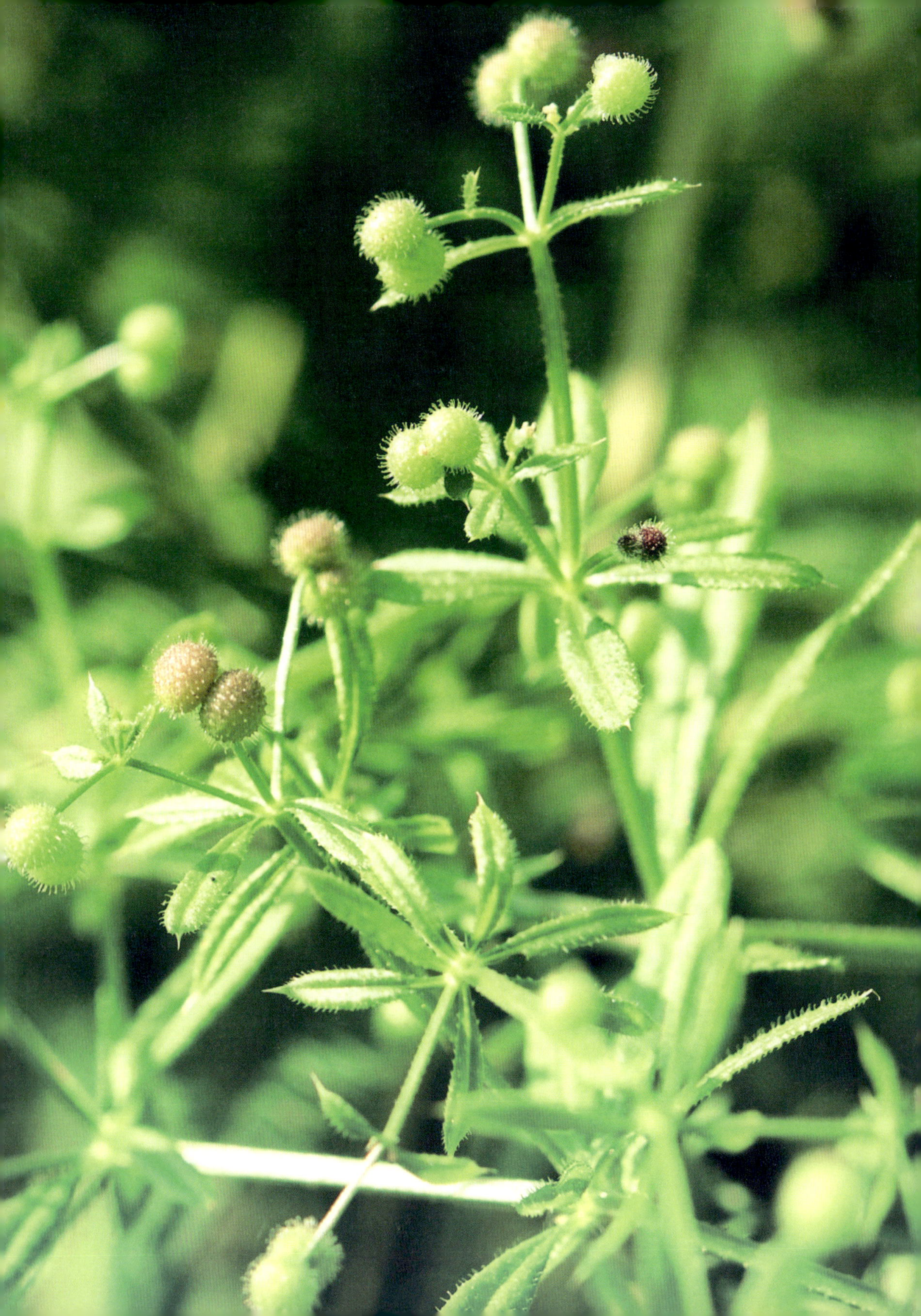

**Elfenfüßen überläuft der Wind den Priel,
Mit goldenen Locken
Labkraut den Deich,
Wolken spinnt der himmlische Rocken,
Schafwolle gleich.
Einbein, der Austernfischer, steht am Siel:
„Luft und Wasser und Salz ist, was ich hab".
Sein Schnabel hütet sie, magischer Stab.**

AUS DER FRIESISCHE NORDSEEKÜSTE

Labkraut ist in Europa, Asien, Persien und Syrien weit verbreitet und wächst sowohl unter- wie auch oberirdisch und wird bis zu einem Meter lang. Charakteristisch ist die Form sowie das kletten-artige Anheften z.B. an der Kleidung. Das Wort *Lab* stammt aus dem Althochdeutschen und bedeutet *verdichten, gerinnen, vereinigen. F*rüher diente das Labkraut als Hilfsmittel bei der Käseherstellung, es ließ die Milch gerinnen („*Milchgerinnkraut*", Galium bedeutet Milch, griechisch).

Das Kraut reinigt die Lymphe und das Blut

Das Klettenlabkraut reinigt die Lymphe und das Blut, ebenso befreit es von Umweltgiften und Pestiziden. Labkraut aktiviert die Nieren- und Milzfunktion, denn es hat eine enge Beziehung zur Lymphe (=Quellwasser).
Die dafür verantwortlichen Inhaltsstoffe sind ätherische Öle, Cumarine, Flavonoide, Gerbstoffe, Zitronensäure, Glykoside, Kieselsäure, Spurenelemente und natürlich das Labferment. Labkraut wirkt beruhigend, blutstillend, entzündungshemmend, krampflösend und nervenstärkend. Früher wurde das Labkraut auch bei schlecht heilenden Wunden sowie bei geschwollenen Knöcheln eingesetzt. Es gibt zwei Labkraut-Arten (von ca. 600) mit Heilwirkung:

- das s.g. echte Labkraut, erkennbar an den gelben Blüten, ist heilkräftiger, kommt aber seltener vor
- das Klettenlabkraut hat gelbe Blüten und haftet mit winzigen Stacheln fast überall an. (Die Bilder hier stellen i.d.R. das Klettenlabkraut dar).

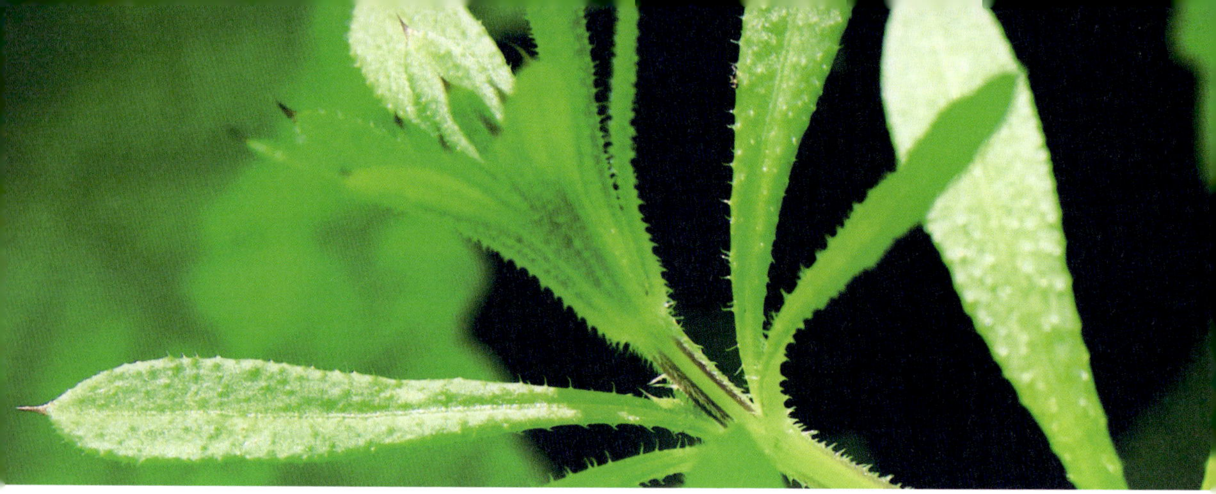

Labkraut wirkt als Heilmittel zusammenziehend (adstringierend), fördert den Harn und Gallen-Fluss, löst Krämpfe und heilt Wunden. Das Labkraut hat einen milden leicht nussigen Geschmack. Labkraut wird als Heilmittel eingesetzt bei:

- Geschwüre
- Hautentzündungen
- Wunden
- Andere Hauterkrankungen
- Lymphstau
- Krebs
- Ekzem und Akne
- Wasserstauungen
- Nierensteine
- Zungenentzündungen
- Hohe Cholesterinwerte
- Darmentzündungen
- Blasenentzündung
- Übergewicht
- u.a.m.

Es gibt viele unterschiedliche Arten: Von den über 600 Arten sind vier Arten von Belang:
(1) Das echte Labkraut, (2) das Klettenlabkraut, (3) das weiße Labkraut (=Wiesenlabkraut)
und (4) der Waldmeister.

Das Wiesenlabkraut hat einen 4-kantigen Stängel, das Wald-Labkraut einen runden Stängel. Es hat auch weniger Heilwirkung. Das Wiesenlabkraut zeigt sich im Frühling schon sehr zeitig, und genau dann schmeckt es auch am Besten. Nach der christlichen Legende bettete die Muttergottes

das göttliche Kind auf das Stroh des Labkrauts, damit es der Esel an der Krippe unberührt ließ. Daher führte die Pflanze auch den Namen *„Unser lieben Frauen Bettstroh!"*

Das Klettenlabkraut ist ein vergessenes „Unkraut", es rankt sehr stark und hält sich immer da auf, wo Menschen sind. Labkraut ist eines unserer großen reinigenden, entschlackenden und entgiftenden Heilpflanzen. Es versorgt uns den ganzen Sommer mit Vitalstoffen.

Alle Galium-Arten enthalten das Labferment, ein Säuerungsmittel, welches früher bei der Käseherstellung genutzt wurde. Man kann das Labkraut sehr gut roh essen. Es lässt sich auch hervorragend trocknen z.B. für einen Tee, da wirkt es stimmungsaufhellend. Samen vom echten Labkraut wurde in Grabstellen der Neandertaler, später auch in Gräbern von Germanen gefunden, und man nimmt an, dass Ötzi auch schon Labkraut gekannt haben musste, man fand in seinem Magen Nahrungsreste, die auf Käse schließen lassen.

Labkraut versorgt uns den ganzen Sommer mit Vitalstoffen

Man kann das Labkraut sehr gut roh essen. Es lässt sich auch hervorragend trocknen z.B. für einen Tee, da wirkt es stimmungsaufhellend. Labkraut zur Käseherstellung: Labkraut regt die Gerinnung der Milcheiweiße an. Dafür wurde das frische Kraut bei ca. 40 Grad Celsius im Dunkel schnell getrocknet, zu einem Pulver gemörsert. Anschließend wurde das Pulver nochmals getrocknet und mit einer Kochsalzlösung (5%-ig) verrührt. Zum Schluss wurde etwas Senföl zugegeben und der Milch zum Gerinnen zugesetzt.

Zart grün mit weißen Blüten
steht die Knoblauchsrauke.

UNBEKANNT

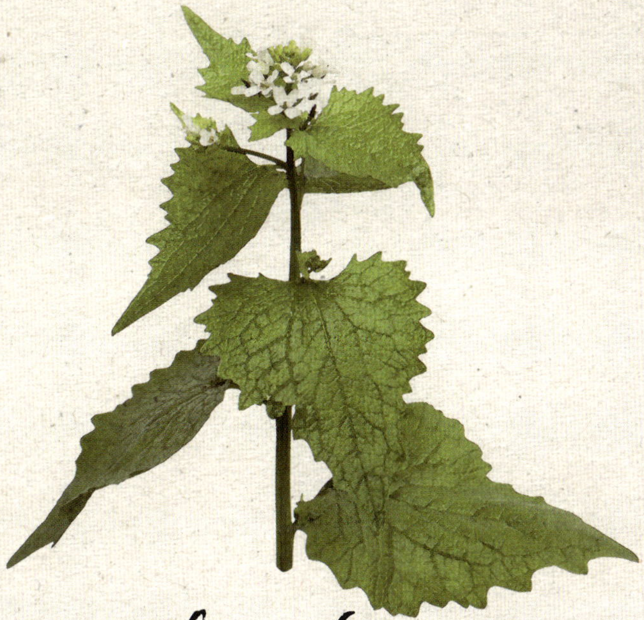

Knoblauchrauke

ALLIARIA PETIOLATA, ALLIARIA OFFICINALIS, LAUCHKRAUT, KNOBLAUCHHEDERICH

Pflanzenfamilie	Kreuzblütler
Vorkommen	Europa, Vorderasien, in Laubwäldern, Gebüschen, Hecken, Mauern, Gärten und auf Schuttplätzen
Blütezeit	April bis Juni
Inhaltsstoffe	Saponine, Sinigrin, Knoblauchöl, ätherisches Öl, Glykoside, reichlich Vitamin A, C und Mineralstoffe, Senfölglykoside
Wirkung	blutreinigend, entgiftend, entzündungshemmend, harntreibend, verdauungsanregend, schleimlösend, wurmabtötend

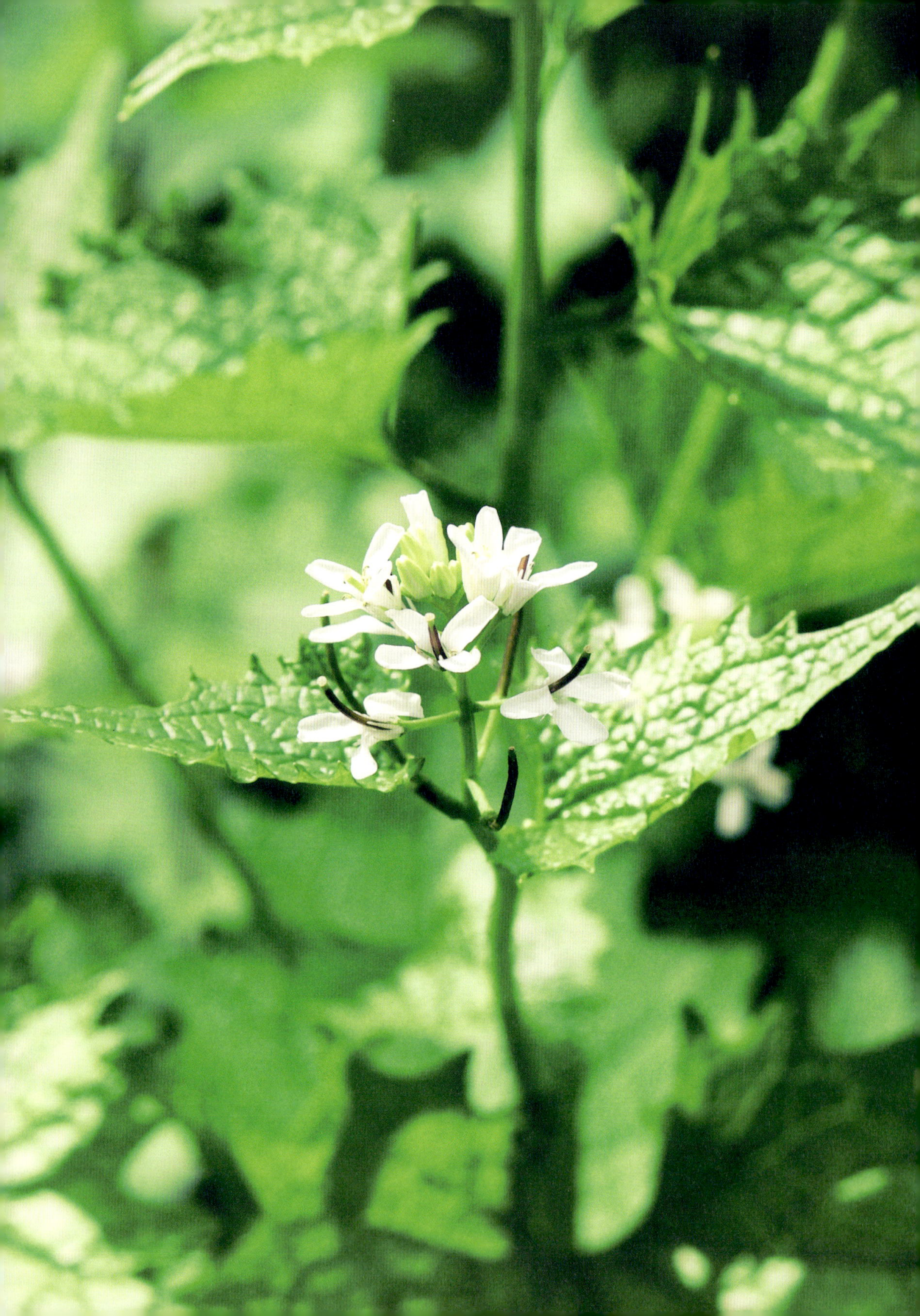

„Der Tee dieser Pflanze heilt innere, krebsartige Geschwüre, langweiligen Katarrh und vertreibt die Würmer. Als Gurgelwasser benützt, festigt er wackelnde Zähne und heilt eiterndes Zahnfleisch. Auflagen von frischen Blättern heilen fließende Wunden"

JOHANN KÜNZLE, KRÄUTERPFARRER UND NATURARZT, 1857-1945

Das Wildkraut Knoblauchsrauke gehört zur Familie der Kreuzblütler, aus denen die Vielfalt der Kohlsorten entstanden ist. Die Knoblauchsrauke ist nicht mit dem Knoblauch verwandt, sondern mit der Garten- und der Brunnenkresse. Die enthaltenden Senfölglykoside wirken Parasiten-abtötend. Der typische Geruch der Knoblauchsrauke entfaltet sich besonders, wenn man die Blätter in den Fingern zerreibt.

Der scharfe knoblauchartige Geschmack der Blätter ist auf ätherische Öle und dem Glukosid Sinigrin zurückzuführen, ähnlich wie bei anderen Kohlgemüsen. Da sich der Geschmack beim Kochen verflüchtigt, sollte man die Blätter erst nach dem Erhitzen beifügen. Der Name Knoblauchsrauke erinnert an den Duft nach Knoblauch, der beim Zerreiben der jungen Blätter typischerweise entströmt. Keine Angst, beim Verzehr der Blätter tritt der typische Knoblauchsgeruch bei Menschen aber nicht auf, die Geschmacksstoffe sind recht flüchtig. Küssen ist danach noch erlaubt!

In England werden die Blätter heute noch für Sandwichfüllungen verwendet (lt. Wikipedia). Auch die Blüten sind reich an Geschmack und können Salaten beigegeben werden. Und die schwarzen Samen mit einem scharfen Geschmack lassen sich wie Pfefferkörner verwenden. Früher wurde dieses Wildkraut sogar in Gärten angebaut.

Die Knoblauchsrauke blüht vom April bis ca. Juni. Gerade im Frühjahr fällt das Wildkraut schnell auf, verschwindet aber ebenso schnell wieder, wenn die grüne Vegetation verdrängt.

Die Knoblauchsrauke enthält Saponine, ätherisches Öl (Senföl) und sehr viel Vitamin A und Vitamin C. Als Heilmittel wirkt die Knoblauchsrauke schleimlösend, appetitanregend, blutreinigend und verdauungsfördernd, leicht harntreibend und antiseptisch, sie wird verwendet bei Atemwegserkrankungen und bei Asthma. Die enthaltenen Senfölglykoside wirken Parasiten-abtötend.

In der Volksmedizin wurde die Knoblauchsrauke als Tee bzw. Mundwasserersatz bei Zahnfleischentzündungen und als Wurmmittel eingesetzt. Aus den Blättern wurden Breiumschläge zur Behandlung von entzündeten Insektenstichen und eiternden Wunden hergestellt.

Die weiße Blüte ist von April bis Juli sichtbar

Die Knoblauchsrauke weist unterschiedliche Blattformen auf: Die „Grundblätter" der Bodenpflanze sind lang gestielt und nierenförmig, der Rand ist gekerbt, die Stielblätter sind wechselseitig angeordnet und herzförmig. Die nach oben geänderte kleinere Blattform dient dazu, den unteren Blättern auch noch genügend Licht durchzulassen. Der Stiel erreicht eine Wuchshöhe von bis zu einem Meter. Die weiße Blüte ist von April bis Juli sichtbar.

Die Knoblauchsrauke kommt in Europa, Asien bis nach China und Indien, in Nordafrika sowie in Amerika vor. Ganz besonders liebt sie Laubwälder, Gebüsche, Hecken, Wegränder und Schuttplätze, gerne mit Brennnesseln zusammen. Die Knoblauchsrauke ist als Heilmittel und Gewürz etwas in Vergessenheit geraten und erst jetzt erfährt sie langsam wieder eine Renaissance.

Als Gewürz wurde die Knoblauchsrauke mit ihrem pfeffrigen und knoblauchartigen Geschmack als Gewürzersatz benutzt. Im Frühjahr liefert die Knoblauchsrauke einen wunderbar erfrischenden Geschmack.

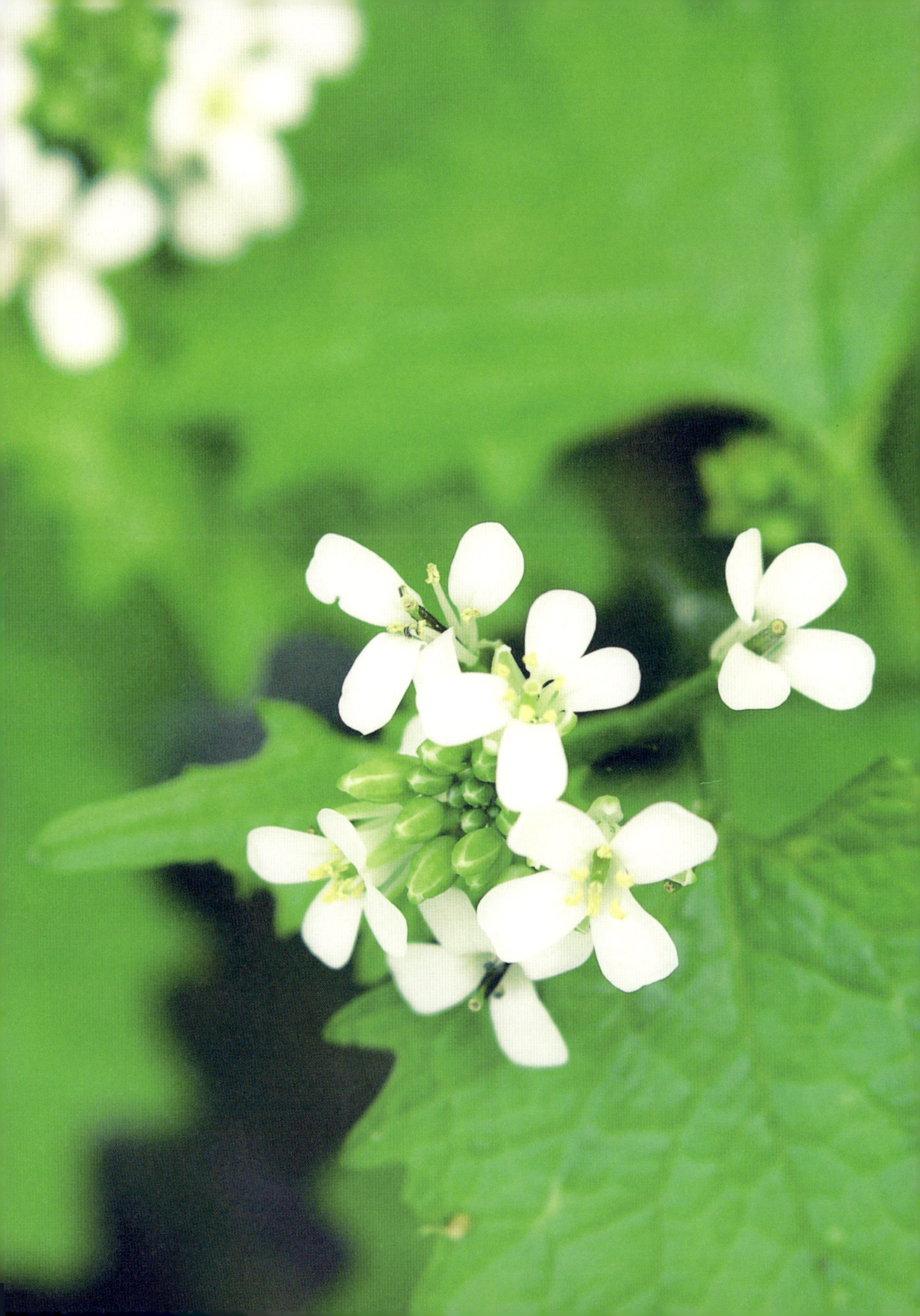

„Wenn es ein Löwenzahn durch
den Asphalt schafft,
dann wirst du ganz sicher auch
deinen Weg finden!“

VOLKSMUND

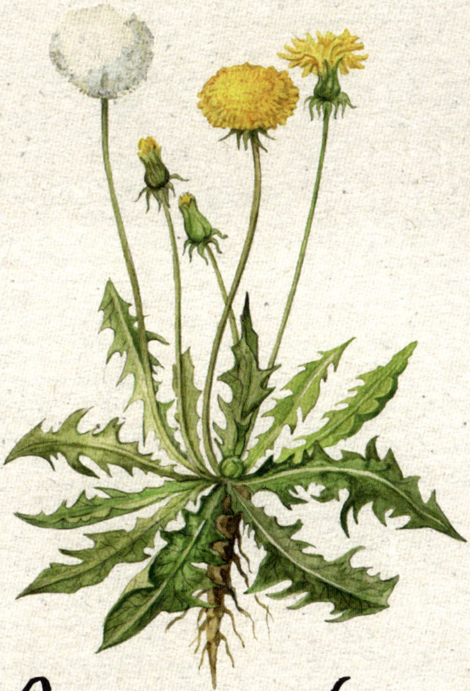

Löwenzahn

TARAXACUM OFFICINALE, KUHBLUME, PUSTEBLUME, BETTSEICHER U.A.M.

Pflanzenfamilie	Korbblütler
Vorkommen	Weltweit verbreitete Pflanze, nährstoffreiche Wiesen
Blütezeit	April und Juni
Inhaltsstoffe	Bitterstoff Taraxacin, Vitamine insbesondere Carotinoide, Mineralstoffe besonders viel Kalium, Omega-3-Fettsäuren, Inulin, Flavonoide, etc.
Wirkung	Leberreinigend, verdauungsfördernd, gegen Blähungen harntreibend, entgiftend, appetitanregend, entzündungshemmend, gut gegen Rheuma

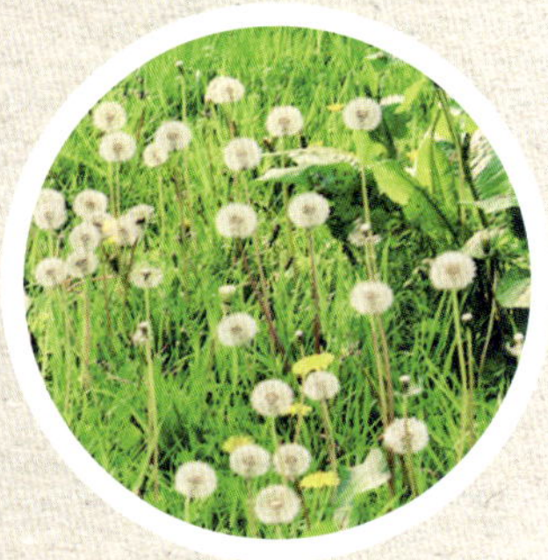 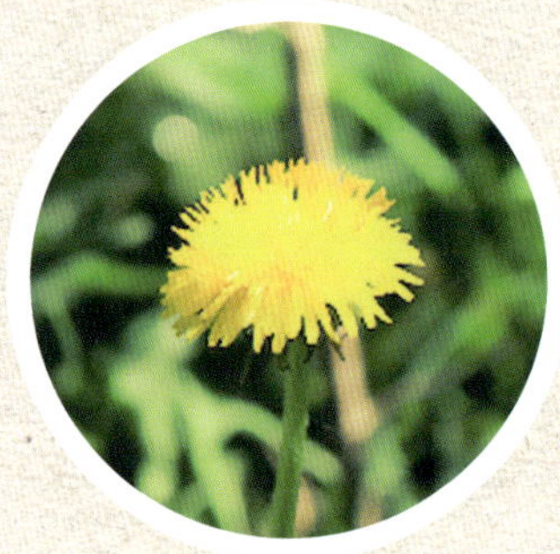 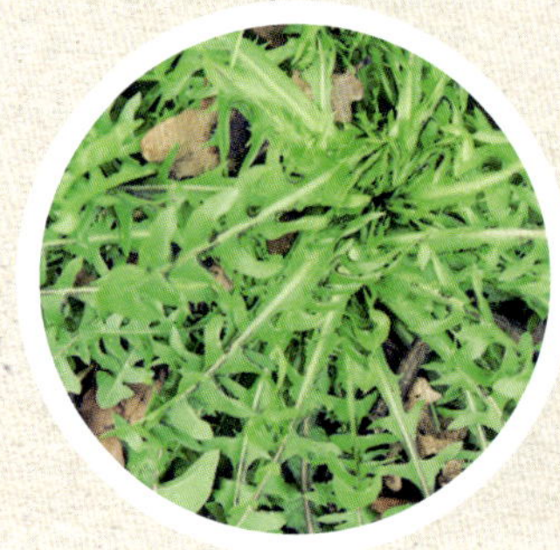

Der Löwenzahn ist eine sehr kraftvolle, anpassungsfähige und sich stark verbreitende Pflanze mit einer kräftigen bis zu zwei Meter langen Pfahlwurzel. Er blüht im Herbst auch noch ein zweites Mal, allerdings dann nicht so üppig; genau dann, wenn der Tag weniger als 12 Stunden hell ist, es ist das gleiche Hell/Dunkel-Signal wie im Frühjahr.

Prinzipiell eignen sich die Blätter, Blüten und auch der ungiftige Stiel zum Verzehr, z.B. in Salaten, in grüne Smoothies und in grünen Säften. Der weiße Saft ist ungiftig. Löwenzahn kommt fast überall vor. Seine Hauptblütezeit ist der Frühling, Der Löwenzahn passt sich sehr gut an den jeweiligen Standort an, so sind z.B. die Blätter in ihrer Form sehr variabel, und der Stiel ist unterschiedlich kurz bzw. lang. Löwenzahn wächst gerne auf Schutthalden, in Betonritzen und auch in gepflegten Gärten nervt er zuweilen rasenverliebte Besitzer. Er ist letztendlich nicht besonders anspruchsvoll, sehr formenreich und mit seiner metertiefen Wurzel holt er sich die Nährstoffe und Wasser hoch. Sein Ruf als „Unkraut“ ist überhaupt nicht berechtigt. Löwenzahn ist ideal geeignet für eine intensive Frühjahrskur, wenn der Körper nach dem langen Winter auf Entgiftung und Entschlackung wartet. Die Natur hat ein perfektes Timing.

Der weiße Saft ist ungiftig

Die wesentlichen Inhaltsstoffe im Löwenzahn sind: Omega-3-Fettsäuren, der Ballaststoff Inulin, Bitterstoffe, Carotinoide, Flavonoide, Cumarine, Triterpene, Mineralstoffe, Magnesium, Phosphor, Calcium, Eisen, viel Kalium und reichlich Vitamin B, C & E.

Löwenzahn wirkt regelmäßig eingenommen u.a. blutdruckregulierend und entgiftend (v.a. durch die Bitterstoffe), gerade im Frühjahr ist er ein exzellenter „Entgifter“ bzw. „Entschlacker“.

Der Löwenzahn, hat je nach Region unterschiedliche Namen: Pusteblume, Kuhblume, Butterblume, Fruchtblume, aber auch Bettnässer, Pissnelke oder Pissblume (harntreibender Effekt des Löwenzahns). Er gehört zu der Pflanzenfamilie der Korbblütler und findet

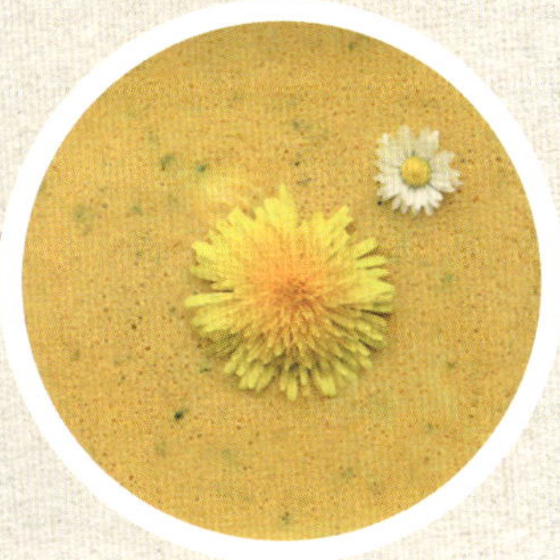 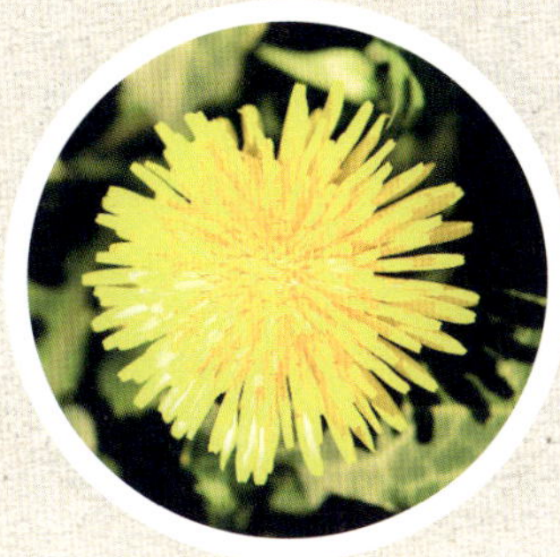 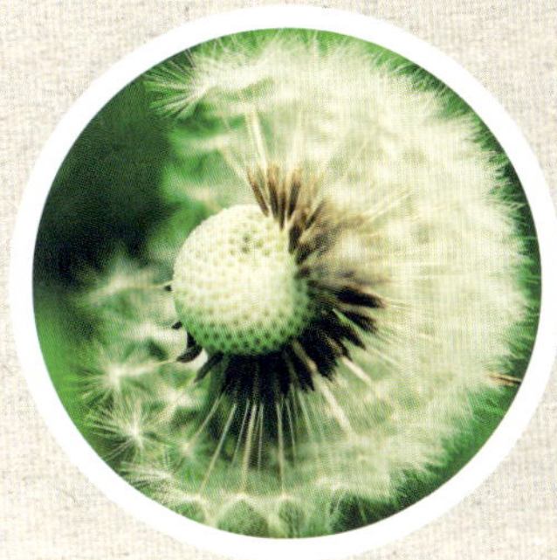

sich fast nur auf der Nordhalbkugel der Erde. In Mitteleuropa ist der Löwenzahn stark verbreitet. Auch in Höhenlagen (z.B. in den Alpen) wird er noch auf Wiesen in weit über 2000 Metern gefunden, wächst dort allerdings deutlich kleiner und flacher.

Eine Pusteblume gegen das Licht gehalten wirkt wie ein Kunstwerk, und wer es schafft die Samen mit einem Mal wegzupusten, soll ein Glückskind sein!

Im Herbst lassen sich die Wurzeln ernten und im Winter dann nutzen: entweder direkt als Tee oder getrocknet. Früher wurden die Wurzeln auch gemahlen und als Kaffee-Ersatz (s.g. Muckefuck) getrunken. Die Wurzel dient v.a. durch seine Bitterstoffe der Stärkung gerade in der dunklen Jahreszeit, wenn die Natur sich weitgehend zurückgezogen hat.
Löwenzahn heisst in der englischen Sprache *„dandelion"*, in der französischen Sprache *„dent-de-lion"*, und in der italienischen Sprache wird die gemeinsame Namensbedeutung noch deutlicher: *„dente di leone"*, übersetzt heißt das *die Zähne des Löwen*. Die stark gezackten Blätter erinnern an die Zähne eines Löwen!!!
Löwenzahn enthält 9x so viel Vitamin C und 40x so viel Vitamin A wie ein „konventioneller" Salat, 3x so viel Eisen wie Spinat. Fazit: Popey hätte doch besser Löwenzahn als Spinat essen sollen!!! Löwenzahn ist auch durch die gleichnamigen Sendungen mit Peter Lustig bekannt.
Eine detaillierte Beschreibung der Heilpflanze ist nur selten notwendig, weil fast jeder den Löwenzahn identifizieren kann, auch wenn es mehr als 1000 Arten geben soll. Bienen lieben im Frühjahr die auffällige gelbe Farbe und noch mehr die Inhaltsstoffe der Blüten. Der Honig ist relativ kräftig, hat eine gelbliche Farbe und schmeckt hervorragend. Für ein Kilogramm Honig bedarf es über 100.000 Bienenbesuche zu den Blüten! Was für eine unglaubliche Leistung der emsigen Naturhelfer, die aber stark bedroht sind. Es ist einfach nicht mehr selbstverständlich, dass die Natur uns verkraftet wie bisher.

Bunte Blumen, Malven ähnlich,
aus dem Moos ein Wunderfloor!
Der Matur ist's nicht gewöhnlich,
doch die Mode bringt's hervor.

J.W. VON GOETHE

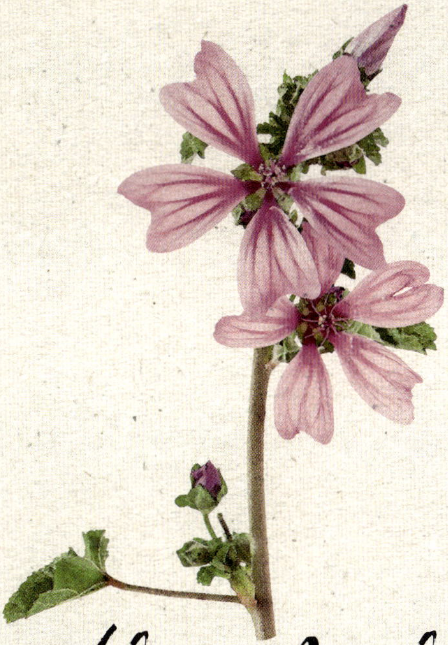

Wilde Malve

MALVE SILVESTRIS L., GROẞE KÄSEPAPPEL, ROSSMALVE, STOCKROSE U.A.M.

Pflanzenfamilie	Malvengewächse
Vorkommen	Süd- und Mitteleuropa, stick- und nährstoffreichen Böden
Blütezeit	Mai bis Oktober
Inhaltsstoffe	Eiweiß, Schleimstoffe, Gerbstoffe, ätherische Öle. Flavonoide, Vitamine, Mineralstoffe, Anthocyanide, Glukose
Wirkung	Entzündungshemmend, antibakteriell, schleimhautschützend, gut für Magen und Darm, gegen Sodbrennen, krampflösend, hustenlindernd

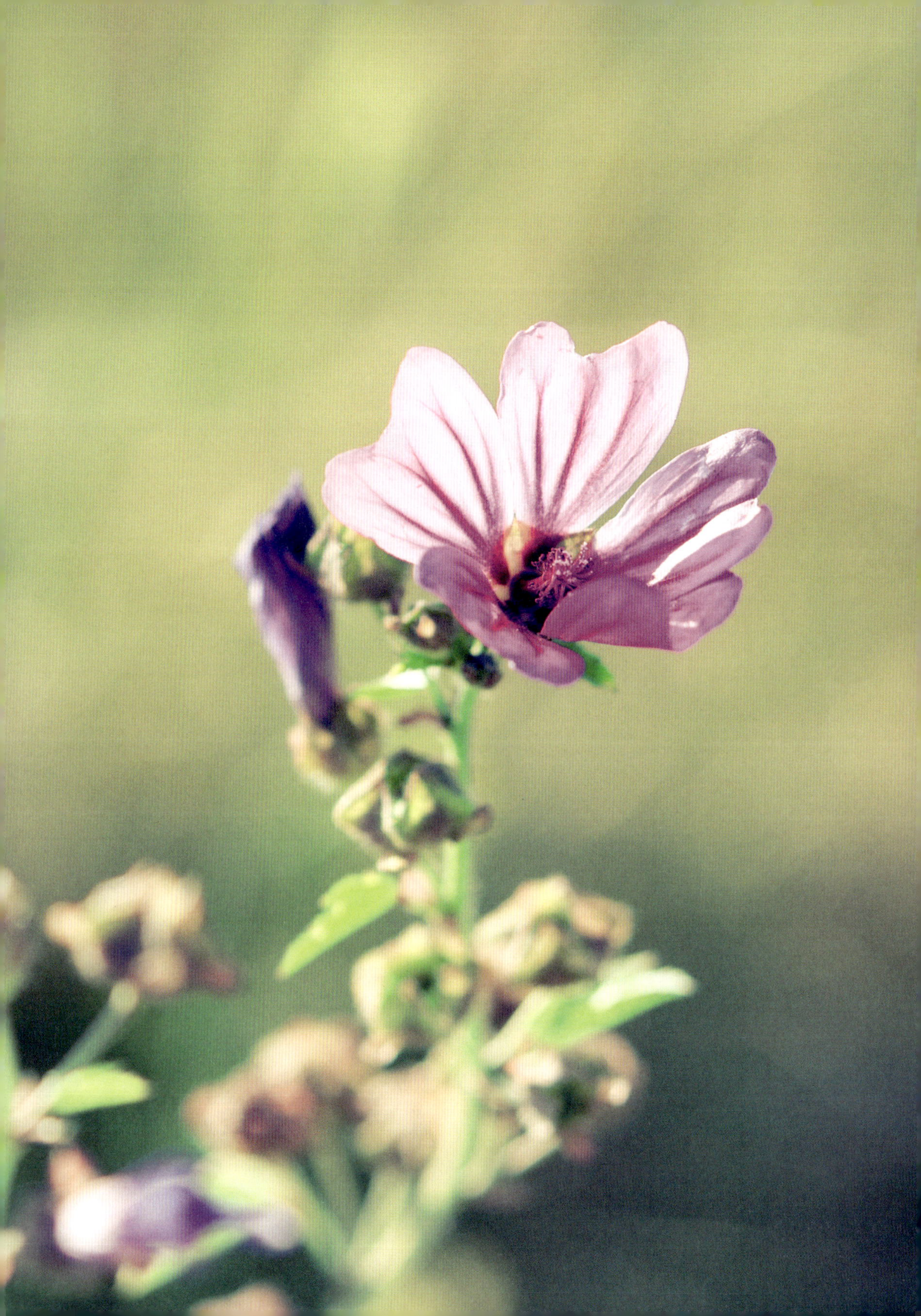

DIE MALVE

„Wieder hab ich dich gesehen
blasse Malve! Blühst du schon?
Ja, mich traf ein schaurig Wehen
All mein Frühling welkt davon
Bist du doch des Herbstes Rose
der gesunkenen Sonne Kind
Bist du starre, duftlose
Deren Blüten keine sind“

LUDWIG UHLAND – 1787-1847

Die Wilde Malve gehört zu den Malvengewächsen und ist eine Heilpflanze. Die Malve hat ein sehr gutes Eiweißprofil und nur wenige Inhaltsstoffe, die belastend sein könnten. Man kann auch ruhig eine größere Menge gleichzeitig essen bzw. in den Mixer für grüne Smoothies) und/oder in den Entsafter (für grüne Säfte) geben.

Der deutsche Trivialname „Käsepappel“ hat gar nichts mit der Pappel als Baum zu tun, sondern er bezieht sich auf die schleimhaltigen Früchte in der Form eines Käselaibs. Daraus wurde früher ein Kinderbrei gewonnen, und danach war man „papp“- satt!“ (ital. „pappa“). Ein anderer Trivialname lautet „Käslikraut“. Manche nennen die Malve auch „Pissblume“!!! (der Grund dafür ist aber unbekannt).

Von der Wilden Malve gibt es je nach Autorenangaben ca.15 bis 30 verschiedene Arten, darunter die s.g. „Wilde Malve“. Die Wilde Malve und ihre Arten zeichnen besonders die typischen dunklen Äderungen in der Blütenmitte aus. Von den vielen Malven-Arten gehören die Stockrosen zu den auffälligsten und auch zu den schönsten. Malven lieben den „Platz an der Sonne“ sowie eine nahrhafte und durchlässige Erde ohne Staunässe.

Die Chinesen habe schon vor ca. 5000 Jahren die Malve und ihre Heilwirkungen sehr geschätzt, und sogar in der Bibel findet sie Beachtung, als Moses einem Fieberkranken einen Malventee verabreichte. Die Malve enthält viele Schleimstoffe und ist sehr gut geeignet, um Husten, Infekte = Grippe und auch Entzündungen im Mund- Rachen-Raum zu lindern. Auch bei Magenbeschwerden, Hämorrhoiden und Sodbrennen hat die Malve eine Heilwirkung.

Die Blütezeit der Wilden Malve dauert von Juni bis September, es wachsen immer wieder neue Blüten heran.

Die Malve ist eine tolle Pflanze, ihre Blüten sind sehr elegant (und photogen,) um Salate, Desserts u.a.m. appetitlich anzurichten bzw. zu dekorieren. Sie wird vielerorts völlig zu Unrecht als s.g. Unkraut angesehen. Die Hauptblütezeit der Malve ist ca. Juni bis September/Oktober, je nach Witterung, die Blüten sind purpurn bis rosaviolett und bestehen aus 5 Blättern mit einem Durchmesser von 2 bis 5 cm.

Die Malve ist sehr gut geeignet, um Infekte zu lindern

Die Wilde Malve kommt weltweit, in Deutschland und Mitteleuropa häufig in verwilderter Form vor („Wilde Malve"). Man findet sie an Wegrändern, Schuttplätzen, an Hauswänden bzw. -mauern, gerne im Umfeld der Wohnbereiche von Menschen in Höhen bis zu 1800 Metern. Wenn man die Heilkraft des Krauts nicht kennt und noch nicht ausprobiert hat, dann spricht man abfällig von einem Unkraut. Die Malve gehört sicherlich nicht zu der Sorte der unnützen Unkräuter (denn die gibt es gar nicht in der Natur).

Blätter, Blüten, Samen und Früchte sowie die Wurzel sind essbar, natürlich auch in rohem Zustand. Man kann prinzipiell alles davon essen. Die Malve schmeckt leicht süßlich, ist aber auch schleimig im Mund, deshalb ist sie sehr gut für den Magen- Darm-Bereich zur Linderung geeignet, da die Schleimstoffe gerade für die Darmschleimhaut.

Die Malve wächst aufrichtig bis zu 125 cm in die Höhe, Die Pfahlwurzel reicht tief in den Boden und gibt der Malve den nötigen Halt für ihr Wachstum. Die Wilde Malve stammt ursprünglich aus dem südlichen Eurasien, man findet sie aber heute in vielen Ländern Europas bis hin in die subtropischen Zonen der nördlichen Halbkugel. Durch den Klimawandel wird sich das Ausbreitungsgebiet der Wilden Malve noch enorm verändern. Das trifft natürlich auf alle Wildkräuter zu.

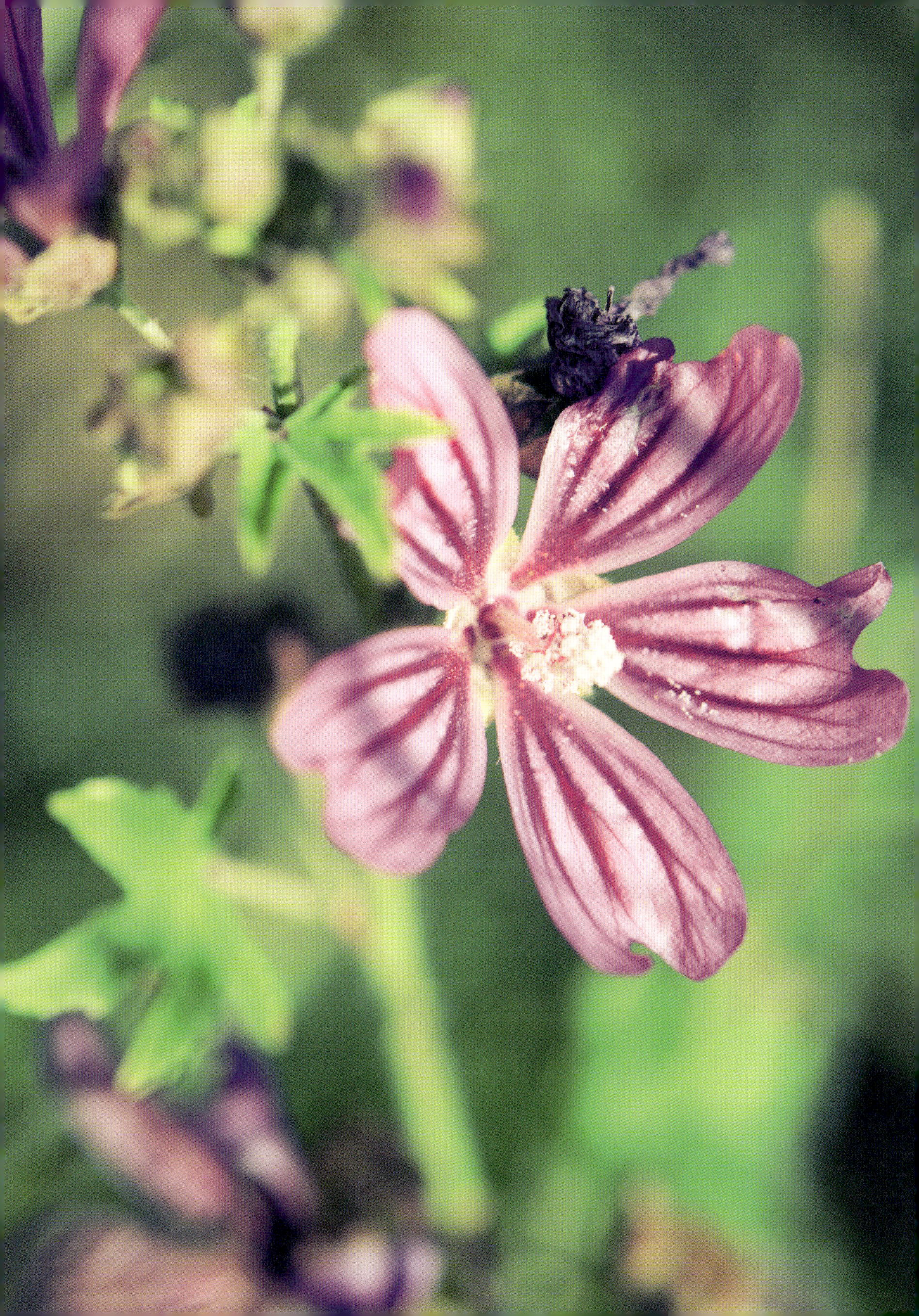

Weiße Königin mit dem
dunkel lila Auge.

UNBEKANNT

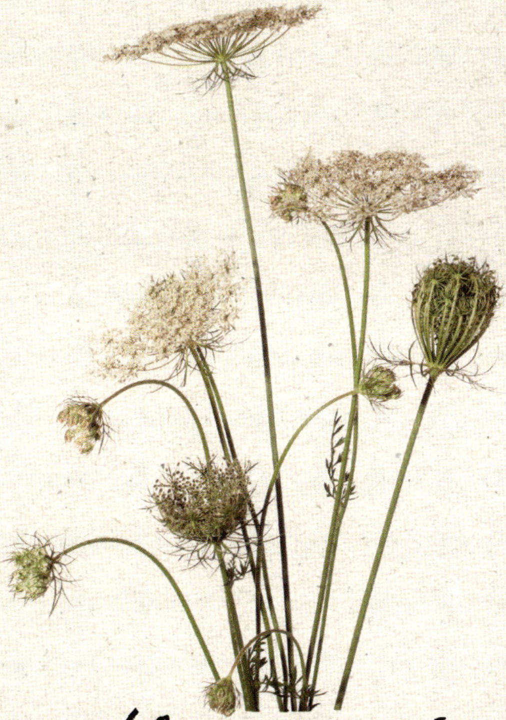

Wilde Möhre

DAUCUS CAROTA SUBSP. CAROTA, GELBE RÜBE, KÄLBERSCHEIß (IM VOGTLAND) U.A.M.

Pflanzenfamilie	Doldenblütler
Vorkommen	Europa, im Norden Afrikas, Türkei, Wiesen, Brachflächen
Blütezeit	Mitte Mai bis Ende August
Inhaltsstoffe	Ätherisches Öl, Flavonoide, Lycopin, Pektin, viele Mineralstoffe, Vitamin A, B1, B2, und C
Wirkung	Wurmabtötend, nervenstärkend, harntreibend, blutzuckersendend, mineralisierend, Menstruationsregulierend, fördert die Milchsekretion

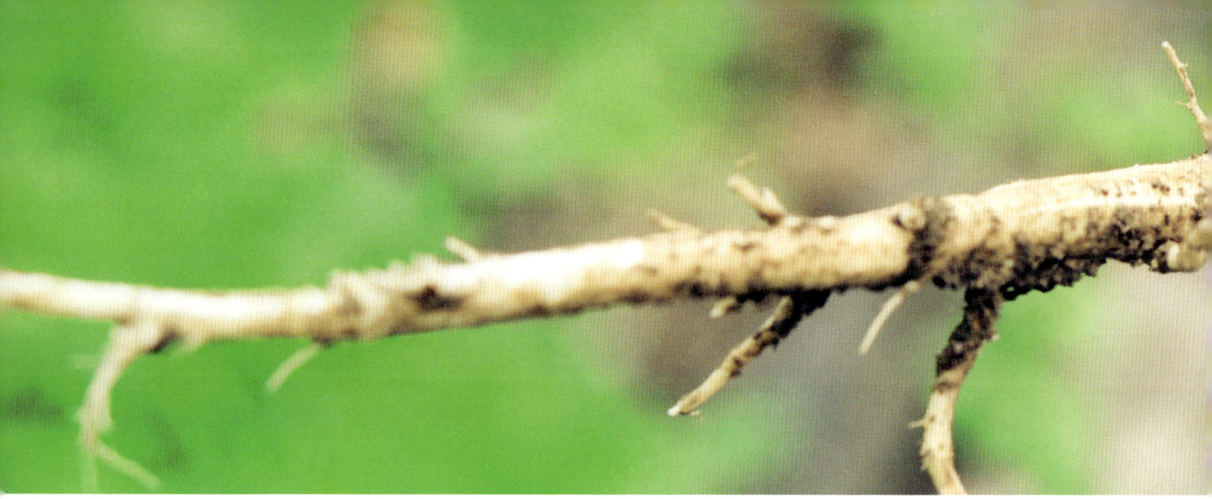

„Ein alter Hase mal einen Schneemann entdeckt,
In dem sogar eine Möhre als Nase steckt.
Hierüber sich der Hase gewaltig empört,
Weil die Möhre auf keinen Fall dorthin gehört.
Denn sie zählt schließlich zu seinen Leckerbissen,
Gesundes Gemüse möchte er nie missen.
Meister Lampe, der vor Wut jetzt außer sich ist,
Sogar seine gute Kinderstube vergisst
Und seiner Sinne und Gelassenheit erlaubt,
Den Schneemann geradezu bösartig anschnaubt:
„Gib mir die Möhre raus und rede keinen Stuss,
Sonst ich dich andernfalls zu Tode föhnen muss.“

WERNER SIEDLER 2018

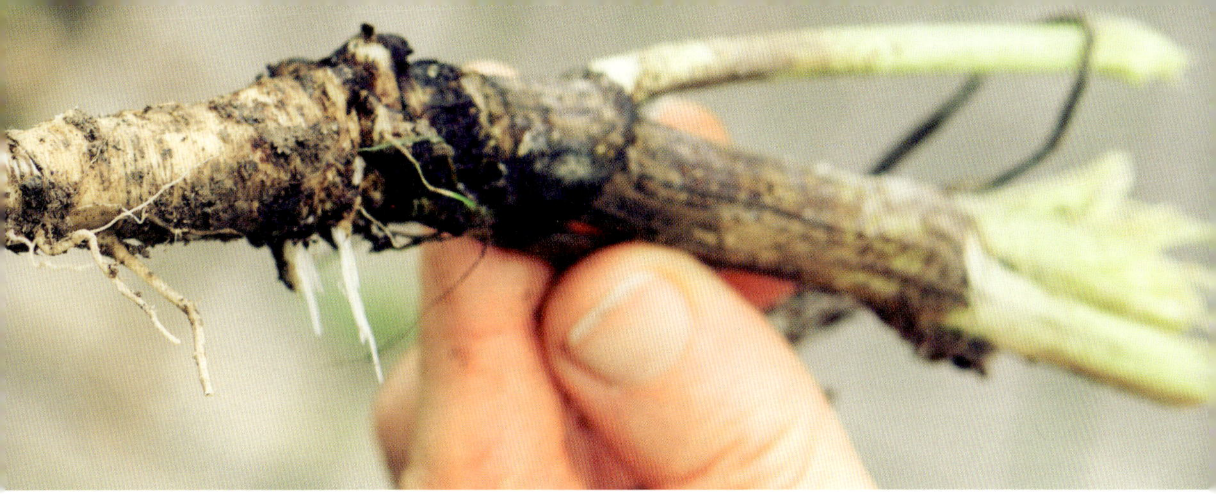

Die Wilde Möhre ist die ursprünglichste Form der heute gängigen Möhren und sozusagen ein „Elternteil“ der Gartenmöhre (=Karotte). Die bekannte Kulturmohrrübe geht aus einer Züchtung verschiedener Arten (violett-farbige afghanische Wildmöhre sowie der südeuropäischen Möhre) hervor.

Die Wurzeln der wilden Möhren sind nicht orange, sondern aufgrund des niedrigeren Carotin-Gehaltes eher bleich. Die Wurzel ist dennoch essbar, am besten die Wurzel der einjährigen Pflanze. Die Blüte ist im voll aufgeblühten Zustand flach und während der Fruchtreife sind die „Doldenstrahlen“ vogelnestartig zusammengeneigt.

Bestäuber sind Insekten aller Art, besonders Käfer und Fliegen. Die Fruchtreife findet in der Zeit zwischen Juli und September statt. Da bei der wilden Möhre ein zweijähriger Zyklus besteht, d.h. der Samen benötigt ein erstes Jahr, um Kraft aus der Wurzel zu tanken.

Die Wurzeln der wilden Möhren sind nicht orange

Der in Süddeutschland häufiger benutzte Name „Karotte“ hat seinen Ursprung im roten Karotin-Gehalt. Und der auch häufig benutzte Name „Mohrrübe“ hat einen Hintergrund: „Mohr“ ist eine veraltete Bezeichnung für Menschen mit dunkler Hautfarbe. Der violette Blüten-Punkt ist dafür verantwortlich, s.g. „Mohren-Blüte“. Ein dunkler Punkt im Zentrum der weißen Blütendolde der wilden Möhre, die s.g. -weibliche – Möhrenblüte oder Mohrenblüte, ist namensgebend für diese Möhrenart. Der Punkt (=Stempel) besteht aus Anthocyanen (s,g. „Anthocyanpunkt“), ist aber kein Samen, sondern ein Lockmittel. Der schwarze Punkt in der Mitte der Blütendolde hat auf potentielle Bestäuber eine Signalwirkung durch den hohen S/W-Kontrast.

Die wilde Möhre wächst bis ca. zu 150 cm, meist aber um die 100 cm. Die Blütezeit der wilden Möhre ist – abhängig von der Witterung – i.d.R. zwischen Mitte Mai bis ca. Ende August und dauert meist ziemlich lange.

Die Blätter der wilden Möhre weisen im ersten Jahr die s.g. „Grundblätter“ auf, im zweiten Jahr zeigen die Blätter die typische Fiederung. Erst im zweiten Jahr bilden sich die weißen Blütendolden aus, aus denen dann während der „Fruchtreife” die Samen heranreifen. Die unterhalb der Blüte befindlichen Kelchblätter sind einzigartig bei der wilden Möhre und erlauben eine sichere Identifikation.

Früher galt die Wilde Möhre als Aphrodisiakum

Wilde Möhren stellen keinen großen Anspruch an ihren Standort. Sie bevorzugen aber sonnige Plätze im kalk- und sandreichen sowie nährstoffreichen Boden. Auf Wildwiesen, am Wegesrand, auch auf Magerwiesen sind die wilden Möhren oft anzutreffen.

Die wilde Möhre und ihre Heilkraft: Früher galt die Wilde Möhre als Aphrodisiakum. Indikationen sind Menstruationsprobleme, Durchfallerkrankungen sowie als Wurmkur beim Menschen. Weitere Heilwirkungen werden bei Geschwüren, bei Brandwunden und bei Frostbeulen angegeben.

Die Blätter der wilden Möhre sind typisch (2-3-fach) gefiedert und relativ zierlich, fast unauffällig im Vergleich zur imponierenden Blüte. Der Stiel und die Sprossen sind stark behaart. Hier haben wir einen sehr interessanten Film gefunden.

Die wilde Möhre wurde früher häufiger auch gegessen. Heutzutage findet man sie sicherlich nicht mehr im Super- oder im Bio-Markt, da es keine Wertschätzung mehr für die wilde Möhre gibt. Gerade bei s.g. Rohköstlern und Menschen, die sich mit Wildkräutern befassen, ist die wilde Möhre recht beliebt. Die wilde Möhre sollte dann gegessen werden, wenn noch keine Blüte ausgebildet ist. Die weißliche und holzige Wurzel riecht ziemlich unangenehm, der Geschmack ist scharf und beißend.

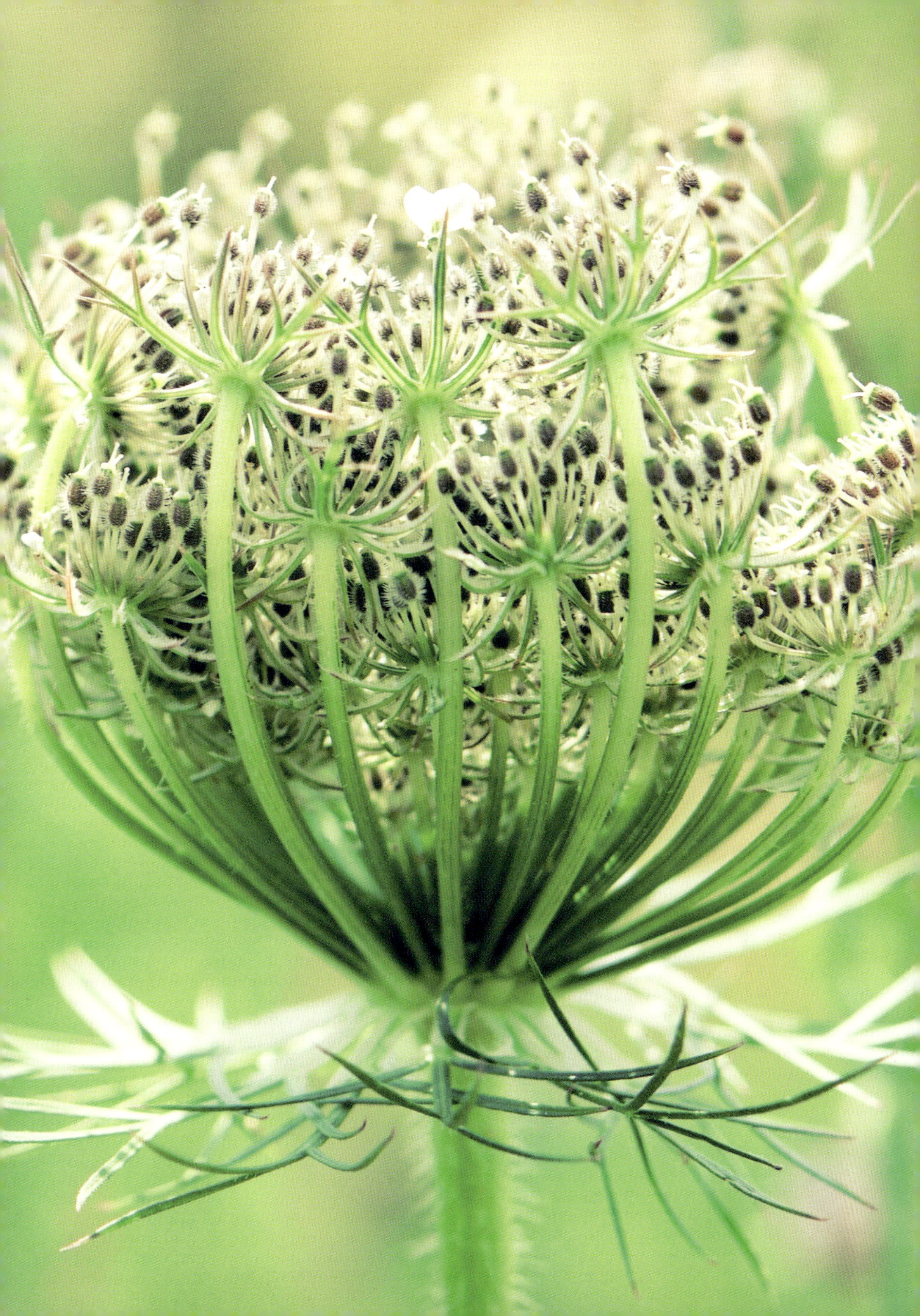

„herba benedicta"
(gesegnetes Kraut)

HILDEGARD VON BINGEN, 1098-1179

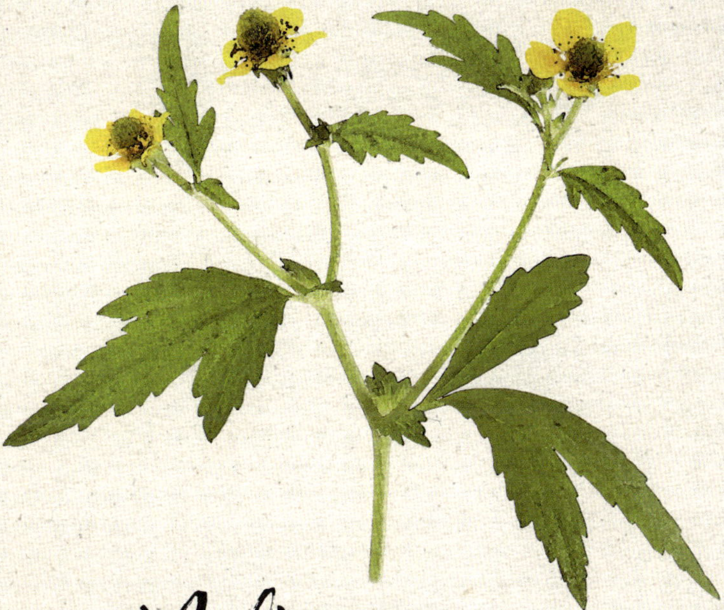

Nelkenwurz

GEUM URBANUM, BENEDIKTINERKRAUT, HASENAUGE, IGELEINKRAUT, MANNSKRAFTWURZEL

Pflanzenfamilie	Rosengewächse
Vorkommen	Europa und Nordamerika
Blütezeit	April bis August
Inhaltsstoffe	Glykoside , Bitterstoffe, Gerbstoffe, Gerbsäure, Flavone, Eugenol, ätherische Öle
Wirkung	antibakteriell, entzündungshemmend, entgiftend, verdauungsfördernd, adstringierend, tonisierend, gut bei Zahnfleischentzündungen

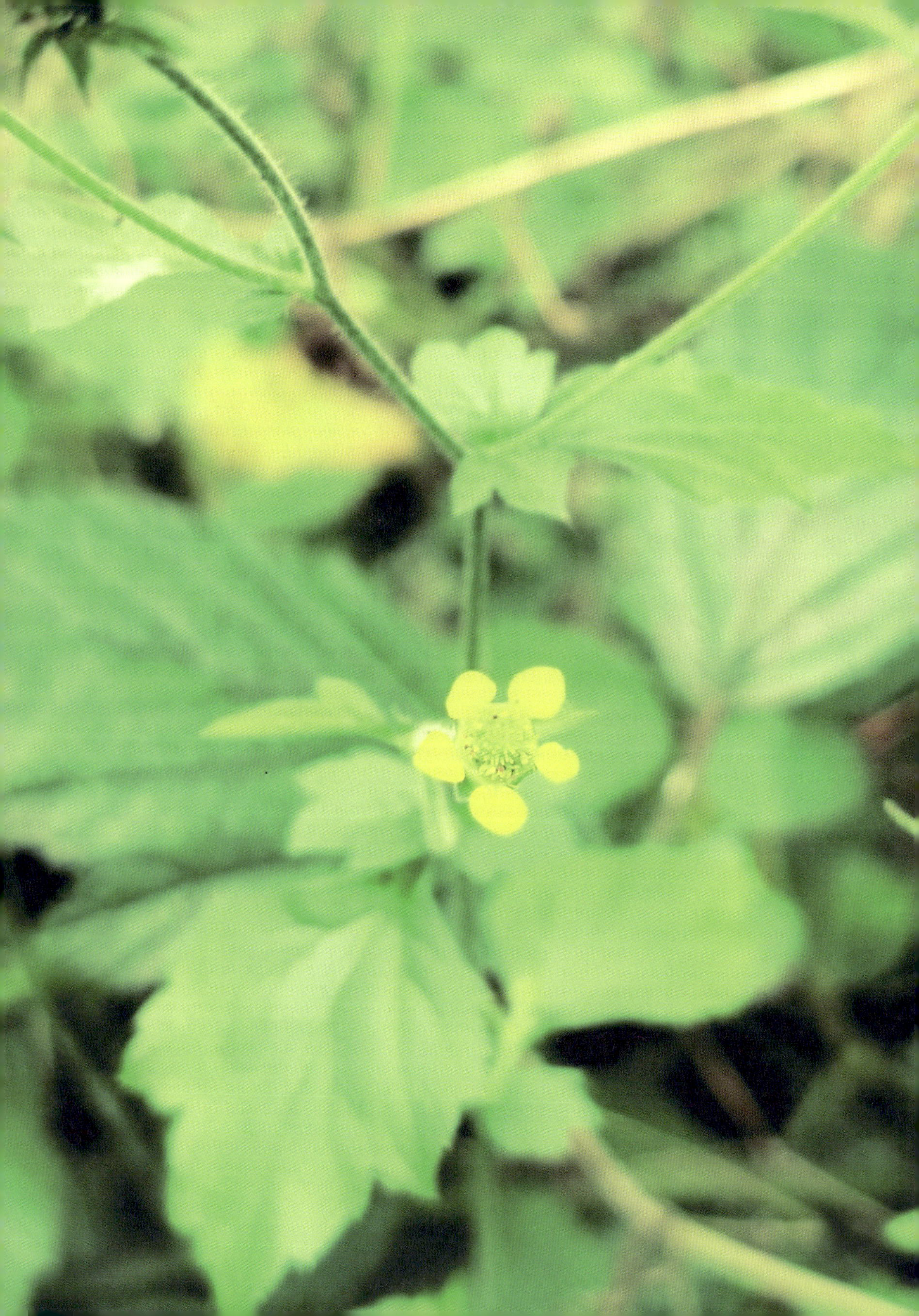

„Leute, die Schlaganfälle erlitten haben oder selbe zu fürchten haben, tun gut, fleißig die Benedikt zu benutzen“
„Dem St.Benediktenkraut hat der Schöpfer die Kraft gegeben, Alles aus Gehirn und vom Herz zu vertreiben, was nicht hingehört, es heilt ….. auch Durchfall, stärkt das Herz wundersam und macht frohmütig“

JOHANN KÜNZLE, SCHWEIZERISCHER KATHOLISCHER PFARRER UND PUBLIZIST, 1857-1945

Die Nelkenwurz gehört zu der Pflanzenfamilie der Rosengewächse (Rosaceae), seine Wuchshöhe beträgt ca. 30 bis 120 cm. Diese biologische Gattung umfasst etwa 30 Nelkenwurz-Arten. Heimisch ist die Pflanze in Nordafrika, in Asien sowie in Europa. Eingebürgert ist sie in Australien und Neuseeland. Die Nelkenwurz liebt die Wärme und die Wälder, ganz besonders findet man die Nelkenwurz im Halbschatten an Waldwegen und Lichtungen. Die Hauptblütezeit dauert von Mai bis ca. September.

Der wissenschaftliche Gattungsname „Geum“ hat seinen Ursprung (wahrscheinlich) in dem griechischen Namen γεῦμα („geuma“), was den Geschmack einer Sache bedeutet. Gemeint ist damit der typische Nelkengeruch des Rhizoms (der Wurzel). Darauf weist auch der deutsche Name „Nelkenwurz“ hin.

In Deutschland sind die beiden Arten „Echte Nelkenwurz“ sowie die „Bach- “heimisch. Durch spontane Kreuzungen gibt es darüber hinaus natürliche Hybride, so die Art „Geum intermedium“. Andere Hybridformen bereichern die Vielfalt mit anderen Blütenfarben und -formen.

Essbar sind die Blätter, Blüten und -knospen sowie die Wurzeln. Es besteht kaum Verwechselungsgefahr mit giftigen Pflanzen.
Ein markantes Erkennungszeichen der Echten Nelkenwurz sind die direkt aus dem Rhizom stammenden Laubblätter. Der Stiel der Blüte wächst aufrecht und ist i.d.R. fein behaart. Nach der Blüte bilden sich hübsche Samenstände. Nelkenwurz liebt Wärme und Wälder. Die Nelkenwurz ist ein guter Nährstoffanzeiger, man findet sie auch gerne in Gesellschaft mit Brennnessel. Der Kräuterpfarrer Künzel aus der Schweiz nannte Nelkenwurz auch *„aller-Welt-Heil"*, auch der Name *„Mannkraftwurzel"* war bekannt.
Nelkenwurz gilt als Heilmittel, es werden dafür die getrockneten Wurzeln und Rhizome benutzt. Wichtige Bestandteile sind Gerbstoffe, welches auch den Einsatz der Nelkenwurz bei Durchfall, Verdauungsbeschwerden und bei feuchten Hauterkrankungen erklärt. In früheren Zeiten wurde das Rhizom auch zur Aromatisierung von Bier und Wein verwendet; das ist aber heutzutage nur noch schwer vorstellbar.

Die heilige Hildegard v. Bingen bezeichnete die echte Nelkenwurz im 12. Jahrhundert als „benedicta" (gesegnet). Die Nelkenwurz war ein sehr beliebtes Kraut in den Klostergärten. Zerkleinerte Wurzeln, einige Stunden in Weißwein gelegt, ergibt einen Liebestrank besonders im Frühling. *„Dieser Wein entflammt zur Liebe und erquickt das Herz"*.

Nelkenwurz galt als Mittel gegen Hexen und Teufel

Die Blätter sind leicht flauschig und dick. Der obere Teil des Blattes ist meist dreiteilig. Die Stängel sind behaart und leicht kantig, meist in braun-roter Farbe und wächst typisch verzweigt. Die Nelkenwurz erreicht Wuchshöhen von 25 bis ca. 70 cm und ist ein Nährstoffanzeiger, häufig in Gesellschaft mit den Brennnesseln.
Nelkenwurz hat besondere entzündungshemmende Eigenschaften auf Haut und Schleimhäute (auch bei Zahnfleischentzündungen). Das liegt an den ätherischen Ölen und vielen Gerbstoffen.
Ein Tee oder eine Tinktur aus Nelkenwurz kann dabei helfen, Pestizide und Umweltgifte „auszuleiten". Nelkenwurz-Tee: Ein frisches Blatt im Frühjahr (oder getrocknet) auf ein Viertel Liter heißes Wasser ca. 5 Minuten ziehen lassen, das ergibt einen Tee mit einem würzigen Aroma. Es beruhigt gereizte Schleimhäute (Mund/Darmtrakt) und macht gute Laune.
Wegen des starken Geruchs galt Nelkenwurz als Dämonen-Austreibungsmittel; allerdings ist auch das heute nur noch schwer vorstell- bzw. vermittelbar. Auch das Malefizpulver, ein altes magisches Universal-Arzneimittel, enthielt getrocknete und zerkleinerte Wurzeln und galt als Mittel gegen Hexen und Teufel.

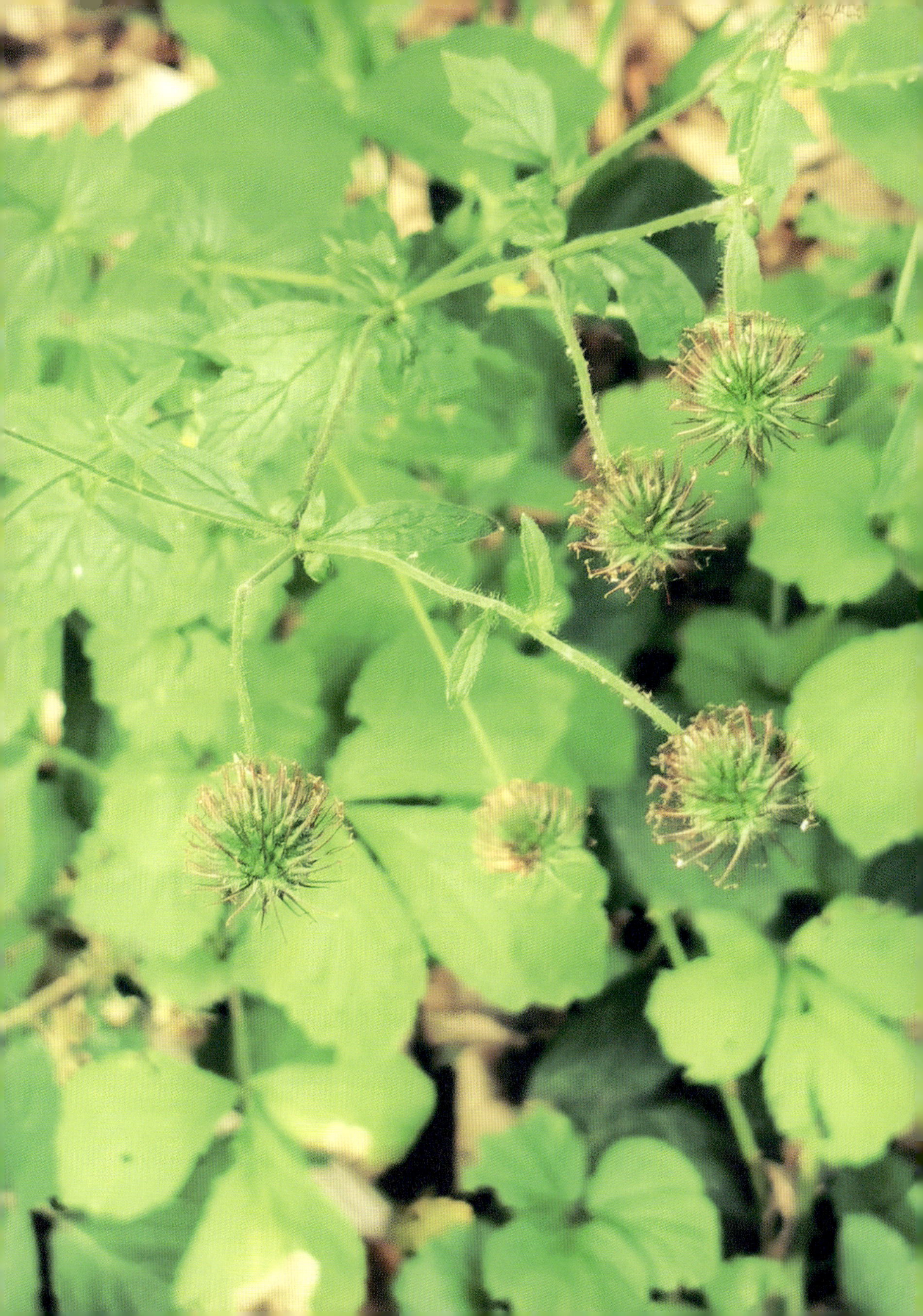

Wenn der Ruf des Kuckucks
im Frühling erhallt,
dann holst den Sauerklee aus
dem Wald

VOLKSSPRUCH

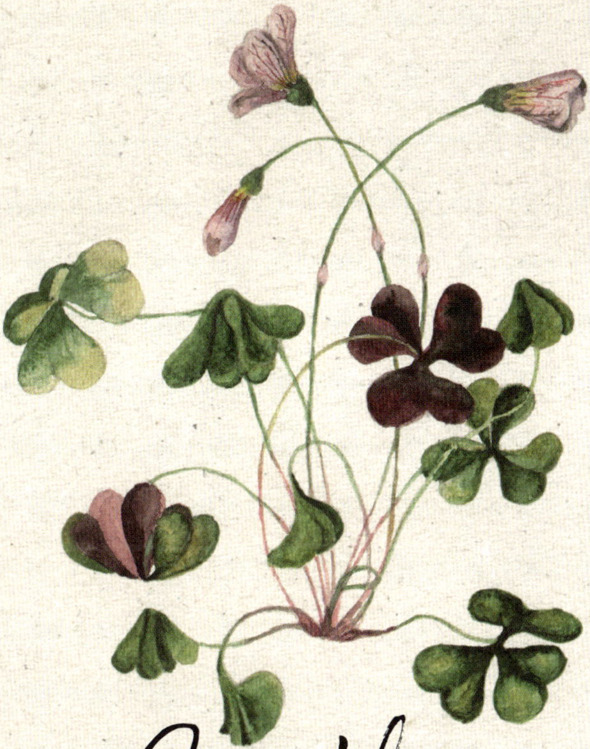

Sauerklee

OXALIS L., GLÜCKSKLEE, KUCKUCKSKLEE

Pflanzenfamilie	Sauerklee-artige
Vorkommen	Europa, Nordamerika, in Laub-, Laubmisch- und
Nadelwäldern	
Blütezeit	Mai bis Juni
Inhaltsstoffe	Oxalsäure, Kaliumhydrogenoxalat, Vitamin C,
	Schleimstoffe, fette Öle in den Samen
Wirkung	blutreinigend, erfrischend, fiebersenkend,
harntreibend,	
	gegen Frühjahrsmüdigkeit, stärkt die Leber

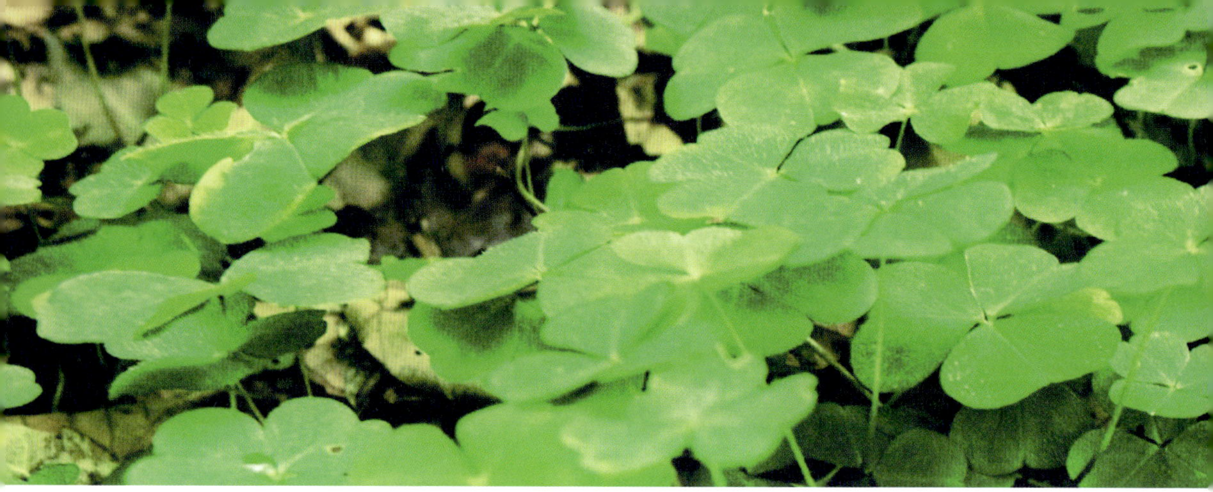

„Sauerklee im Hain dort wächst,
Blüten, zart gegliedert, weiß und fein,
Hält es das Köpfchen in die Höh‘
Trinkt's lauter, lichter Sonnenschein
Weiße, offene Gesichtchen
Zeigt sich's so an manchen Wegen
Frühlingszauber, Sommerträume –
Geneigt, erfleht es demutsvoll den Regen
Und niemals geht sein Bitten fehl,
es spürt das Wetter ja voraus
Und was der Himmel schicken will
Das bitte sich das Blümlein aus“

HELGA ABERLE

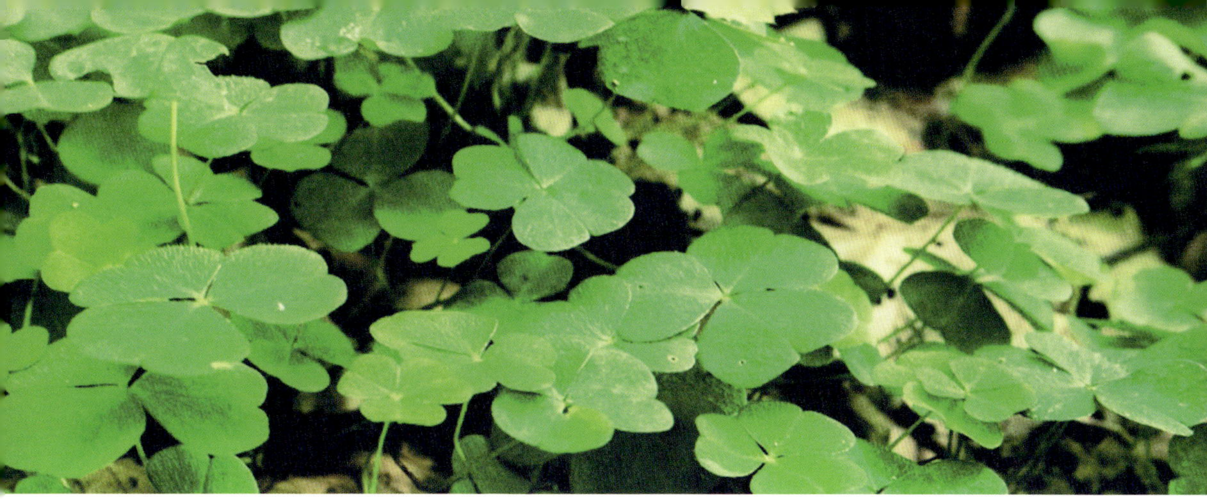

Der Sauerklee ist weltweit heimisch, es gibt ca. 800 unterschiedliche Arten. In Mitteleuropa gibt es mindestens drei Gattungen und er wird zumeist als lästiges „Unkraut“ angesehen. Im Internet existieren zahlreiche Seiten mit Tipps zu Bekämpfung des Sauerklees.

Die Blätter gleichen einem Kleeblatt, gehören aber nicht in diese biologische Gruppe. Wir finden sie auch immer in einer dreiblättrigen Anordnung. Manchmal kann man gezüchtete Sauerkleepflanzen auch im Fachmarkt unter dem Namen „Glücksklee“ kaufen. Auch eine Kondensmilch trägt seit Jahrzehnten diesen Namen.

Sauerklee ist reich an Oxalsäure

Sauerklee ist reich an Oxalsäure (wie Rhabarber, Sauerampfer und Spinat). Man sollte Sauerklee deshalb auch nur in kleineren Mengen einnehmen und auch nicht täglich.

Ihn trifft man schon sehr früh im Jahr, er blüht dann auch mit seinen kleinen feinen weißen Blüten. Wir finden ihn auf dem Boden von Nadel- und Laubwäldern in feuchtes Terrain. Sehr viel Licht benötigt er nicht, da ist der Sauerklee recht bescheiden.

Beim Sauerklee kommt immer ein dreiblättriges Kleeblatt vor. Die Suche nach einem (seltenen) glücksbringenden vierblättrigen Kleeblatt also macht beim dreiblättrigen Sauerklee nur bedingt Sinn. Und der Aufdruck auf der Glücksklee-Dose gibt den Sauerklee letztendlich nicht korrekt wieder, er müsste dreiblättrig sein.

Ein vierblättriger Sauerklee ist ein Zierprodukt, kommt aber vor. Sauerklee ist auch nicht mit den typischen Kleearten aus der Familie der Schmetterlingsblütler verwandt.

Der Name „Oxalis“ hängt damit zusammen, dass der Sauerklee Oxalsäure beinhaltet, genau wie Rhabarber, Sauerampfer und Spinat. Man sollte Sauerklee nur in kleineren Mengen einnehmen und auch nicht täglich. Zuviel Oxalsäure (=Kleesäure) kann die Aufnahme von Mineralstoffen im Darm hemmen. Sie ist aber im Grund genommen in jedem Obst und Gemüse enthalten.

Schon Paracelsus (1493 – 1541) meinte sehr weise: *„all Ding' sind Gift und nichts ohne Gift; allein die Dosis macht, das ein Ding' kein Gift ist".*

Wie bei vielen Wildkräutern üblich hilft dieses Kraut bei ganz unterschiedlichen Beschwerden – ganz im Gegensatz zu vielen Medikamenten, die zumeist eine spezifische Wirkung und meist eine große Anzahl an möglichen Nebenwirkungen haben. Bei folgenden Beschwerden wird dem Sauerklee eine Heilwirkung nachgesagt: Blähungen, Fieber, Frühjahrsmüdigkeit, Hautprobleme, Leberschwäche, Menstruationsbeschwerden, Nierenprobleme u.a.m.

Sauerklees schmeckt fruchtig-säuerlich

Der Geschmack des Sauerklees ist fruchtig-säuerlich. Er darf bzw. kann auch nur in kleineren Mengen gegessen werden (Oxalsäure). Reizungen im Magen-Darm-Trakt sowie in den Nieren könnten die Folge sein.

Man kann vom Sauerklee alle verfügbaren Teile verwenden: Blätter, Blüten und die Wurzel, zumeist nutzt man aber dennoch nur die sauer schmeckenden Blätter. Sauerklee wirkt beruhigend, blutreinigend, fiebersenkend, harntreibend und kühlend.

Das Kleeblatt („shamrock") ist NICHT das offizielle irische Nationalsymbol, das ist die Harfe. Aber die Irische Fluglinie *Aer Lingus* trägt das dreiblättrige Kleeblatt in ihrem Logo. Und der heilige Patrick, der die Insel zum Christentum missionierte, machte im 5. Jahrhundert das Kleeblatt zum Wahrzeichen der grünen Insel. Mit einem Kleeblatt soll er der Bevölkerung die Dreifaltigkeit (Vater, Sohn Heiliger Geist) nahegebracht haben, offensichtlich mit großem und nachhaltigem Erfolg. Der St. Patrick's Tag wird jedes Jahr weltweit am 17. Mai kräftig gefeiert.

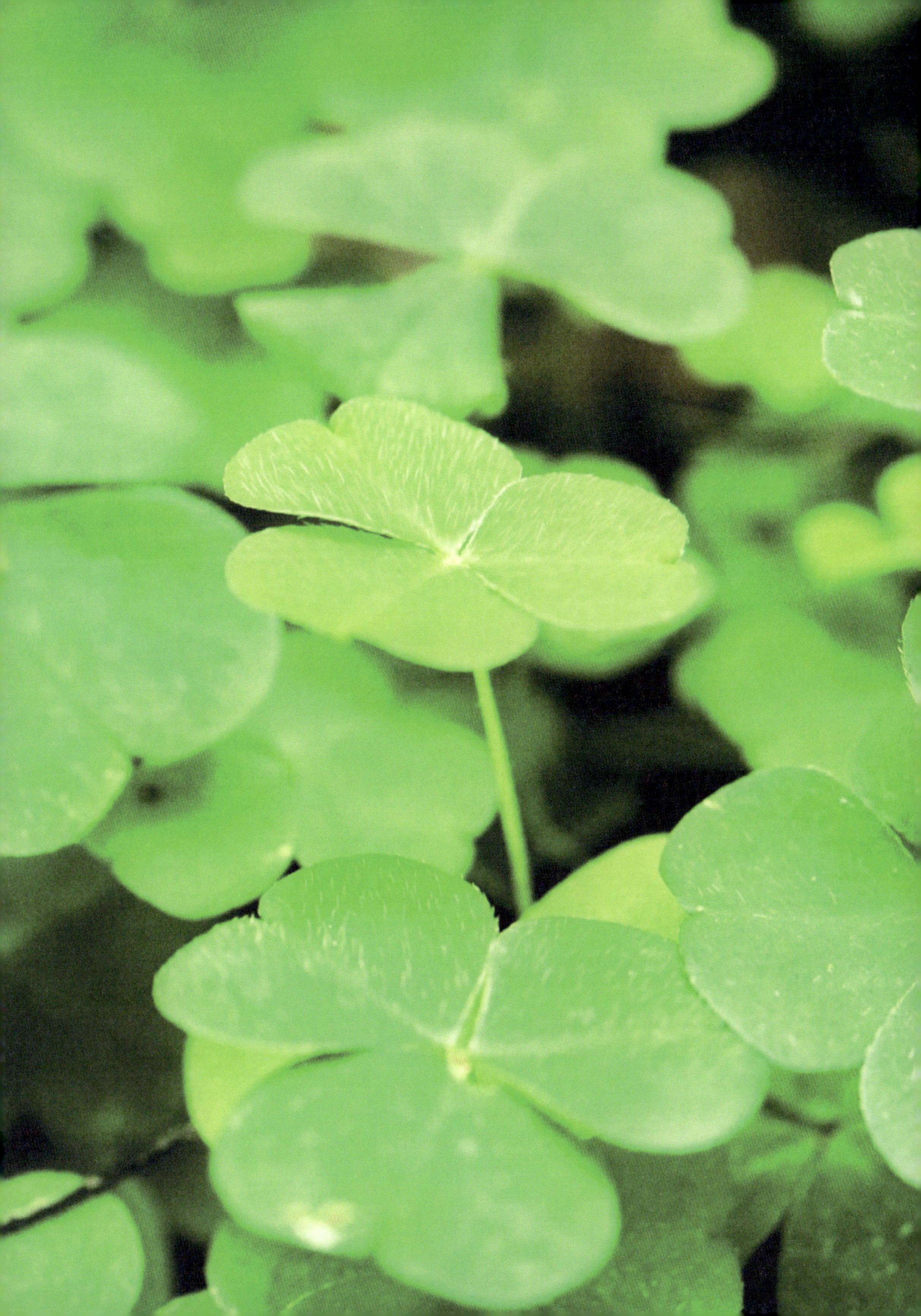

„Schafgarbe im Leib
Tut wohl dem Weib!“
„Die erste Schafgarbe finde ich hier.
Im Namen Jesu pflück ich sie mir
Und wie Jesus Maria mit Liebe
bedacht,
Soll mein Herzallerliebster mir
erscheinen
Im Traum heute Nacht“

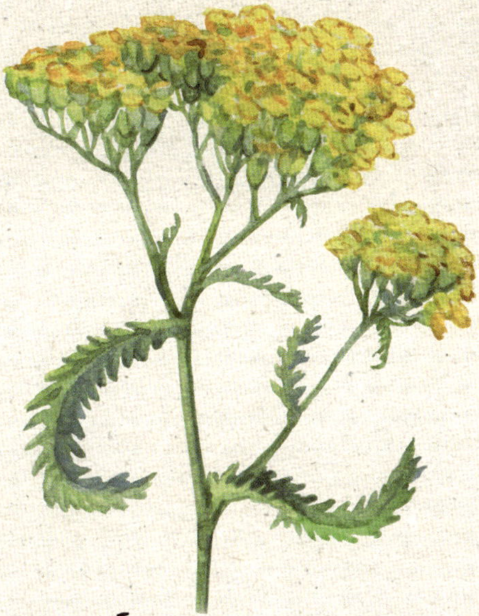

Schafgarbe

ACHILLEA MILLEFOLIUM L., ACHILLESKRAUT, FELDGARBE, GARBENKRAUT

Pflanzenfamilie	Korbblütler
Vorkommen	Europa, Nordasien, Nordamerika, Australien, Neuseeland, auf Wiesen und an sonnigen Wegrändern
Blütezeit	Juni bis Oktober
Inhaltsstoffe	Bitterstoffe, Flavonoide, Azulen, Sulfur, Mineralstoffe besonders viel Kalium, Vitamine, sekundäre Pflanzenstoffe
Wirkung	Wärmend, entspannend, krampflösend, menstruationsregelnd, entzündungshemmend, schleimlösend, blutstillend, entgiftend

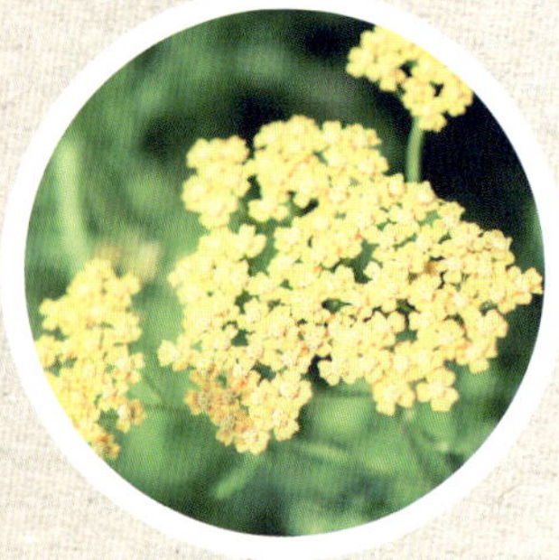
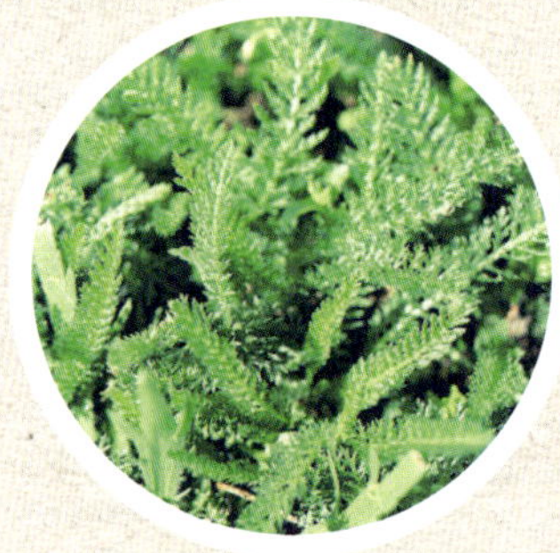
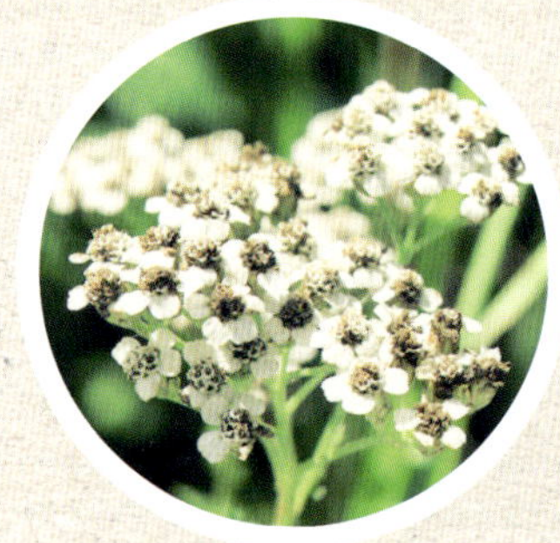

Die Schafgarbe blüht in der Zeit von Mai bis August, die Erntezeit dauert etwas länger bis in den September hinein. Sie benötigt sonnige und nährstoffreiche eher durchlässig trockene Böden.

Die Schafgarbe wird heutzutage in vielen Ländern professionell kultiviert. Und interessant ist, dass man Reste und Pollen der Schafgarbe im berühmten Blumengrab von Shanidar (eine Höhle im Norden des heutigen Iraks) gefunden hat. Diese Grabstätte ist ca. 49.000 Jahre alt und es wurden dort auch Überreste mehrerer Neandertaler gefunden. Das ist der bisher einzige Fund von Neandertalern auf der Arabischen Halbinsel östlich des Jordan.

Die Schafgarbe kommt in Europa, Amerika und in einigen gemäßigten Gebieten Asiens vor, sie wächst zumeist an Wegrändern oder zwischen Stauden. Durch ihre hohe Anpassungsfähigkeit wächst sie in Wüsten wie auch im Eis, in der Steppe wie im Hochland, ein ganz zäher „Bursche" also.

Schafgarbe wird heute in vielen Ländern professionell kultiviert

Der Name der biologischen Gattung „Achillea" wurde nach der griechischen mythologischen Figur Achilles genannt. Er soll Schafgarbe verwendet haben, um verwundete Soldaten damit zu behandeln. Auch andere Leiden wurden im antiken Griechenland mit der Schafgarbe behandelt.

Ein Schafgarbentee wirkt trotz seines bitteren Geschmacks durch die in der Schafgarbe enthaltenen ätherischen Öle und Flavonoide appetitanregend. Durch die Schafgarbe ausgelöst geben die Geschmacksknospen auf der Zunge Informationen an das Gehirn weiter, dass Nahrung „im Anflug" sei. Das Gehirn sendet Signale an die Verdauungsorgane und es werden Verdauungssäfte gebildet, gleichzeitig reizen die ätherischen Öle die Magenwände und es kommt zu einer erhöhten Peristaltik.

Die Schafgarbe hat über 100 verschiedene Inhaltsstoffe, sie enthält zahlreiche Mineralien,

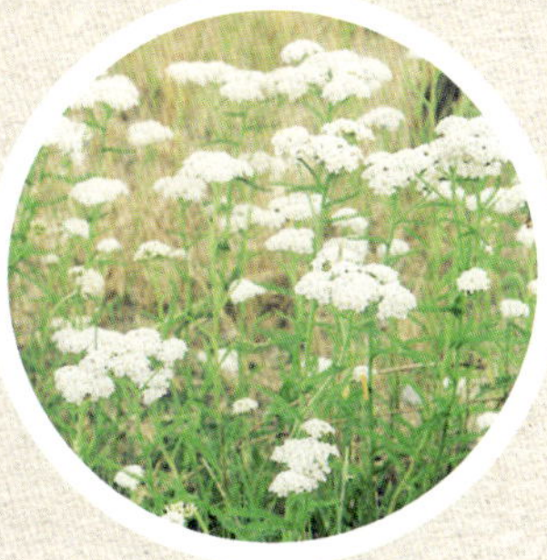

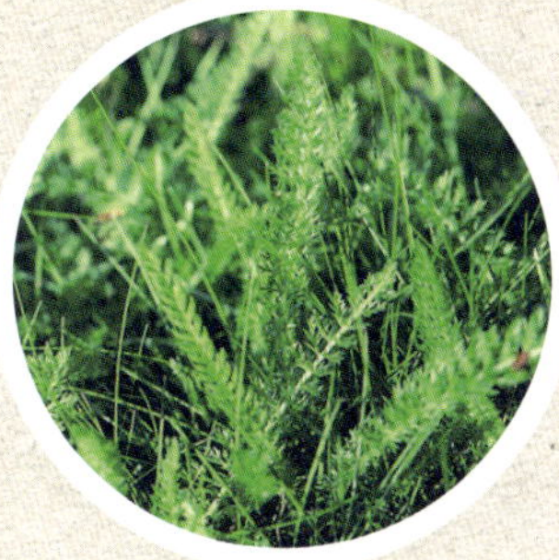

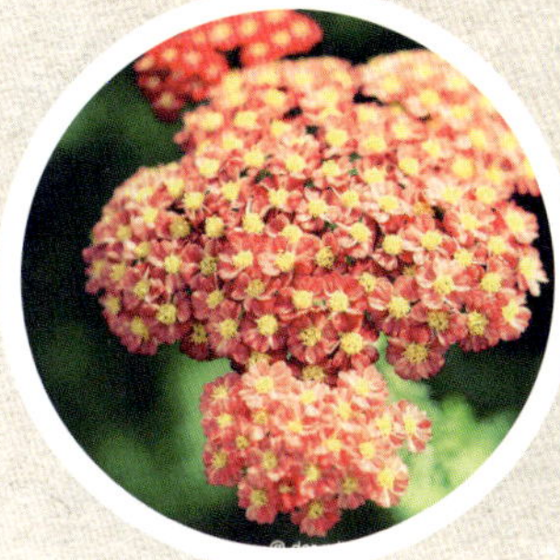

besonders Sulfur (Schwefel) und Kalium, ferner Gerb-, Bitterstoffe und Flavonoide. Außerdem enthält die Schafgarbe viele ätherische Öle, darunter Azulen, Cineol, Kampfer, Eukalyptol und antibiotische Substanzen. Die Sammelzeit der Schafgarbe ist der Hochsommer, die Blätter und Blüten werden benutzt und getrocknet. Die Schafgarbe kann bis zu 80 cm hochwachsen. Der Stiel ist hart und die feinen Blätter ähneln einer Augenbraue, deshalb werden sie auch „Augenbraue der Venus" genannt. Die Schafgarbe ist ein Heilkraut aller Schäden und besonderes bei Frauenleiden (Menstruations- sowie Wechseljahrs-Beschwerden), sie soll aber nicht in der Schwangerschaft eingesetzt werden. Schäfer haben beobachtet, dass kranke Schafe diese Heilpflanze gefressen haben und danach wieder gesund wurden.

Die Öle der Schafgarbe wirken bakterienabtötend und entzündungshemmend. Schafgarbe wirkt krampflösend und wärmend, sie hilft bei Erschöpfung (Burnout, Stress) und hat eine positive entspannende Wirkung auf die Psyche. Die Schafgarbe regt auch die Verdauungssäfte an. Man sagt der Schafgarbe überdies eine Aura-stärkende Wirkung nach (z.B. vor einer OP als Tee einnehmen). Die Schafgarbe sollte beim Menschen wieder eine größere Rolle einnehmen. Man

kann u.a. einen bekömmlichen Likör, eine tolle schmackhafte Limonade oder einen beruhigenden Tee herstellen.

„Iss Wegerich, spitz oder breit,
So kriegst du keinen Husten wenn
es schneit“
Spruch aus alter Zeit

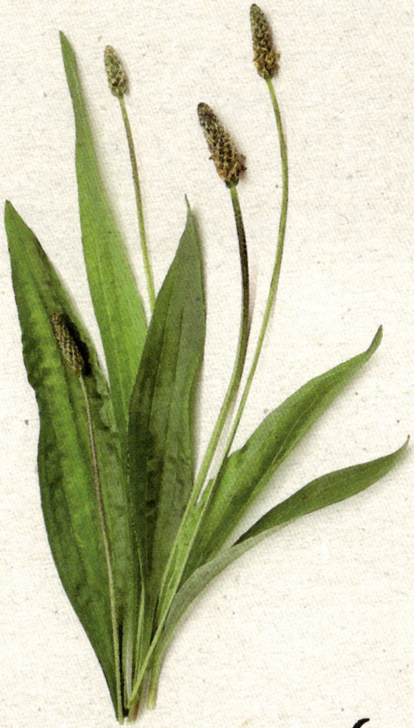

Spitzwegerich

PLANTAGE LANCEOLATA, HEILWEGERICH, LUNGENBLATTL, SCHLANGENZUNGE U.A.M.

Pflanzenfamilie	Wegerich-Gewächse
Vorkommen	Weltweit
Blütezeit	Mai bis September.
Inhaltsstoffe	Acubin, Schleimstoffe, Gerbstoffe, Kieselsäure, Kalium, Germanium, Zink, Zirkon, Vitamin B, Vitamin C
Wirkung	Abschwellend, antiseptisch, antibakteriell, entzündungshemmend, schleimlösend, auswurffördernd, blutreinigend

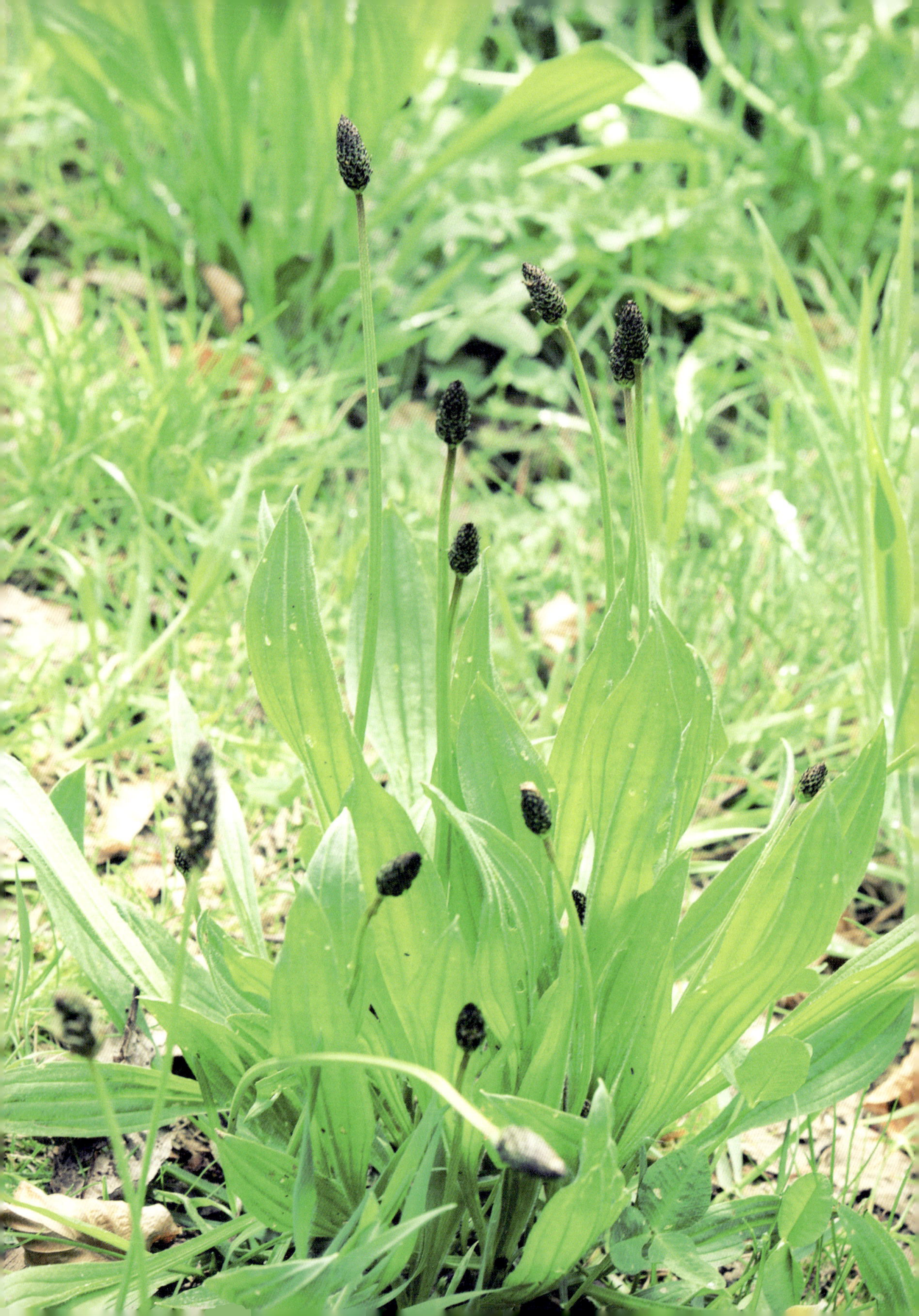

Der Spitzwegerich ist in ganz Europa bis Nordamerika heimisch, in den Bergen bis in eine Höhe von 1800 Metern. Spitzwegerich-Blätter sind eine Delikatesse für unterwegs und zwischendurch, natürlich auch im Salat.

Die Heilwirkungen sind vielfältig: als Wundpflaster, als Hustenmittel gerade bei festsitzendem Schleim, zur Entzündungshemmung; der Pflanzenstoff Acubin wirkt als ein natürliches Antibiotikum.

Die Sammelzeit für die Blätter und Blüten, aus denen die Flohsamen gewonnen werden, beginnt im Frühjahr und endet i.d.R. im Spätsommer. Die trockenen Blüten sind i.d.R. noch sehr lange zu ernten.

Die Art-Verwandten des Spitzwegerichs sind der Breitwegerich (breite eiförmige Blätter als Kennzeichen) und der mittlere Wegerich (elliptische Blätter), auch deren Blätter und Blüten sind genießbar. Die Indianer nannten den Wegerich *"Fußstapfen des weißen Mannes"*, da er sich überall dort breit machte, wo die Europäer in das neue Land Amerika eindrangen. Der Breitwegerich begleitet uns auf vielen festgetrampelten Wegen und am Wegesrand.

Die Indianer nannten den Wegerich "Fußstapfen des weißen Mannes"

Der Spitzwegerich wurde zur Arzneipflanze des Jahres 2014 ernannt. Ausschlaggebend sind seine antibakteriellen und blutstillenden sowie wundheilenden Wirkungen. Das Wort „Wegerich" stammt aus dem Althochdeutschen *Wega* = Weg sowie *rich* = König, der Spitzwegerich ist also der König des Weges, ebenso wie seine beiden Brüder, der mittlere und der breite Wegerich. Die bedeutendsten Inhaltsstoffe sind die Iridoiten, das sind bestimmte s.g. sekundäre Pflanzenstoffe (SPS).

Der Spitzwegerich ist häufig an Wegrändern und auf Wiesen zu finden. Charakteristisch sind seine langen Blätter, die sich schon zeitig im Frühjahr zeigen. Neben der guten Fähigkeit bei der Wundheilung gilt der Spitzwegerich auch als gutes und bewährtes Hustenmittel.

Der Spitzwegerich erreicht Wuchshöhen zwischen 5 und ca. 50 Zentimeter und ist nur schwer verwechselbar. Seine Wurzel reicht bis in ca. 60 Zentimeter Tiefe. Früher hat man in Krisenzeiten aus den Blättern einen Salat gewonnen, heute kann man sie auch gut in grüne Smoothies oder grünen Säften beifügen.

Spitzwegerich eignet sich sehr gut als natürliches Wundpflaster bei Insektenstichen, kleinen Schürfwunden und auch nach juckendem Kontakt mit Brennnessel. Die Anwendung ist ganz einfach: Blätter in den Händen zerreiben bzw. im Mund zerkauen, und den grünen Saft der Pflanze dann auf die Wunde auftragen. Bei Zahnfleischentzündungen hilft er ebenfalls.

Die heimischen Flohsamen: Aus den getrockneten Blüten des heimischen Spitzwegerichs lassen sich sehr gut Flohsamen gewinnen. Diese sind hervorragende Quellmittel für den Darm und eignen sich als natürliches Verdauungsmittel ohne Gefahr der Gewöhnung oder gar der Darmkrebsbildung. Das ist bei den häufig eingesetzten Sennesblättern zur Verdauungsförderung oft genug der Fall.

Ein natürliches Wundpflaster bei Insektenstichen

Spitzwegerich als Hustenmittel: am besten geeignet ist ein s.g. Kaltauszug (z.B. 1 TL Blätter in 250 ml kaltem gefiltertem Wasser einfügen und mindestens 1 Stunde stehen lassen oder gar die ganze Nacht über). Die nützlichen Schleimstoffe können sich dadurch herauslösen und hustenstillend bzw. schleimlösend wirken. Besondere Inhaltsstoffe sind Aucubin, Gerbstoffe, Germanium, Kalium, Kieselsäure, Schleimstoffe, Vitamin B und C, Zink und Zirkon.

Spitzwegerich ist besonders als Lungenheilpflanze bekannt. Die Kieselsäure festigt Gewebe, besonders das Lungengewebe. Die Spitzwegerich-Blätter eignen sich sehr gut als Beilage zum Salat bzw. gekocht als Spinatersatz.

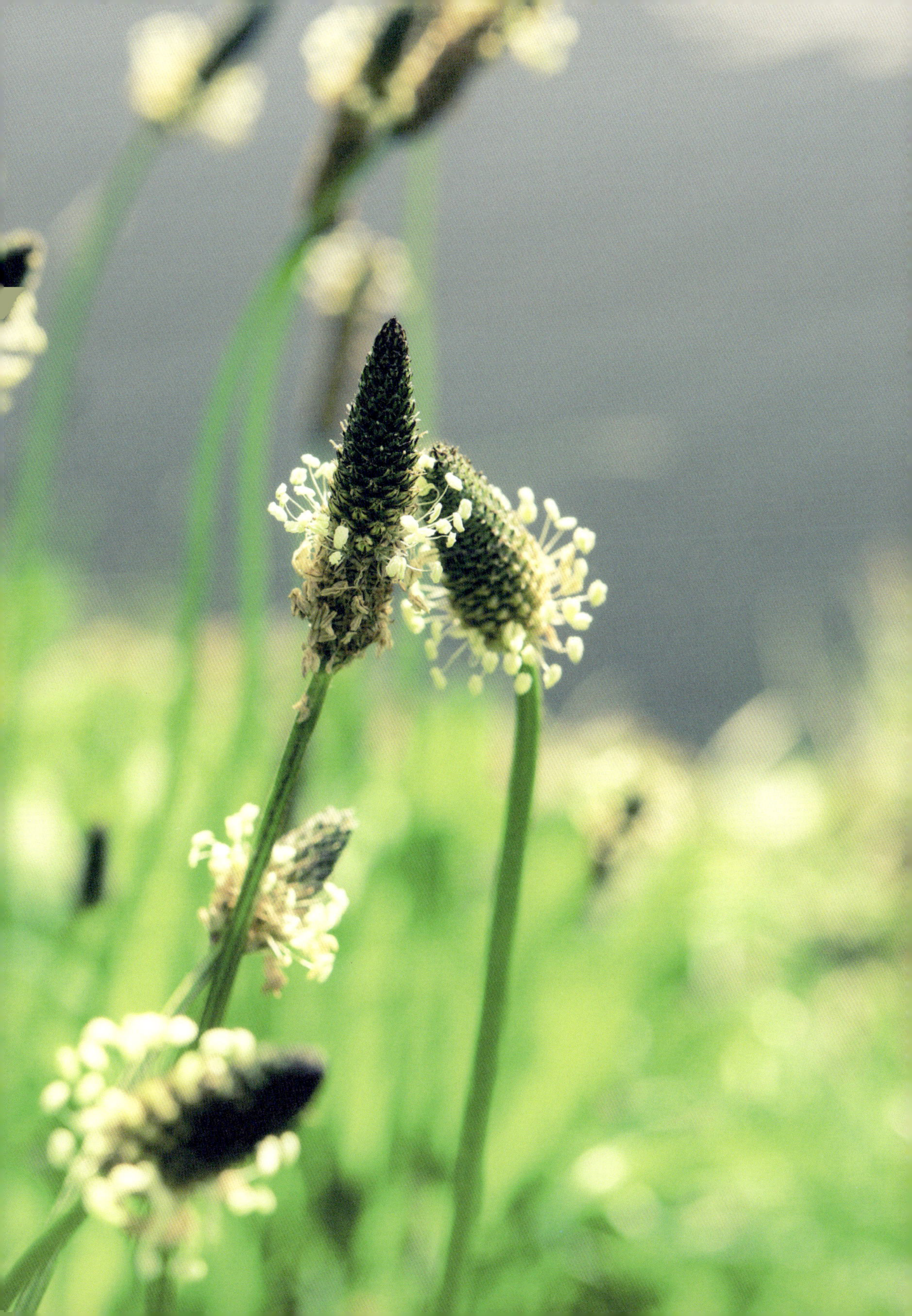

„Nimm Taubnessel,
schneide sie klein
Und tu Branntwein rein“

ALTER SPRUCH, MORGENS UND ABENDS
EINEN SCHLUCK DAVON
SOLL DIE ATEMWEGE BEFREIEN

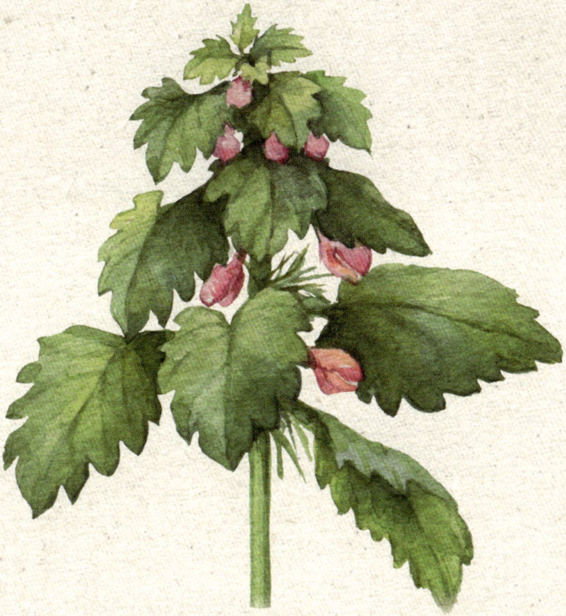

Taubnessel

LAMIUM (ALBUM), BIENENSAUG, BLUMENNESSEL, KUCKUCKNESSEL

Pflanzenfamilie	Lippenblütler
Vorkommen	Europa und Nordasien, Weg- und Wiesenrand, in Gräben, Hecken auf Schuttplätzen.
Blütezeit	März bis Oktober
Inhaltsstoffe	Ätherische Öle, Flavonoide, Gerbstoffe, Saponine, Aminosäuren
Wirkung	Blutreinigend, entzündungshemmend, gut bei Wechseljahren, Menstruationsbeschwerden, Ausfluss, Hautproblemen, Sonnenbrand

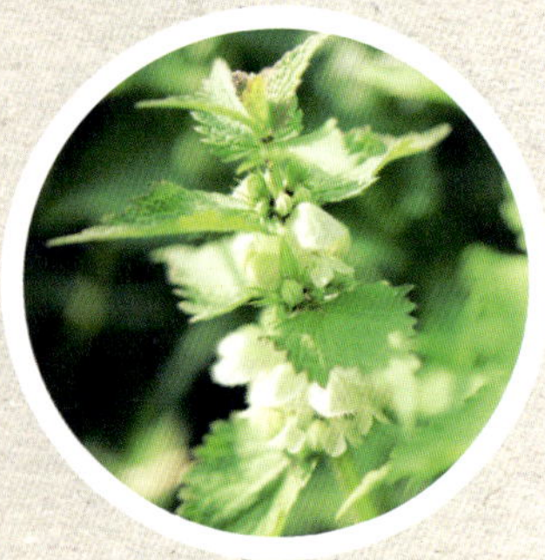 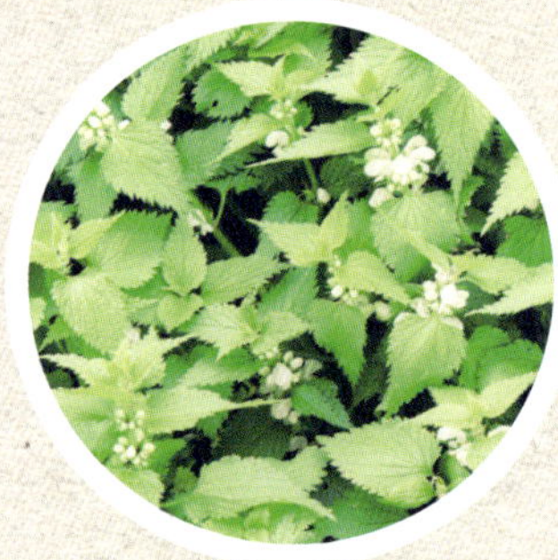 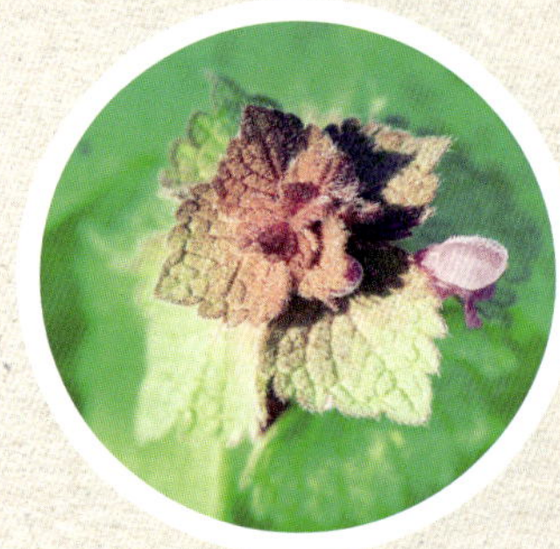

Die Taubnessel gehört zu den Lippenblütlern und hat viele Ähnlichkeiten mit der Brennnessel (v.a. die Blätter), sie ist aber bei Weitem nicht so aggressiv, weil sie keinerlei Härchen besitzt, die für das Brennen verantwortlich sind. Sie ist weltweit zu Hause, sie wächst ubiquitär. Auch ist sie harntreibend und damit entgiftend.

Es gibt einige verschiedene Taubnessel-Arten:

- die Taubnessel mit weißen Blüten
- die Purpur-Taubnessel mit roten Blüten
- die Goldnessel mit goldgelben Blüten
- die gefleckte Taubnessel mit gemusterten Blättern
- und weitere andere meist seltenere Taubnessel-Arten (ca. 30)

Alle diese Taubnessel-Arten sind essbar und tragen keine Gifte. Die größte Heilkraft geht von der gelben Taubnessel aus. Es können dabei alle Pflanzenteile verwendet und verzehrt werden. Der Geschmack ist mildwürzig und soll ein wenig an Champagner erinnern, macht aber definitiv nicht „high in der Birne!"
Die Taubnessel wird in der Naturheilkunde gerne bei Entzündungen aber auch bei Menstruations- und Wechseljahrbeschwerden eingesetzt (eine "alte Frauenpflanze"). In der chinesischen Medizin (TCM) wird die Taubnessel „Kraut der lächelnden Mutter" genannt. Sie ist reich an Mineralstoffen, ätherischen Ölen, Flavonoiden sowie Schleim- und Gerbstoffe. Ähnlich wie bei der Brennnessel, mit der sie aber nicht verwandt ist, wirkt sie harntreibend.

Der Name der Gattung stammt vom griechischen Namen Lamos, und das bedeutet „Rachen bzw. Schlund". Und in der Tat, wenn man genau hinschaut, gleichen die Blüten einem weit aufgerissenen Schlund! Bei der Bestäubung hat man den Eindruck, als würde die große Hummel von der Blüte verschlungen. Ein geniales Prinzip der Natur, nur leider verschwinden zunehmend die Insekten für die Bestäubung der Pflanzen!
Die spitz herzförmigen Blätter sind am Rand unregelmäßig gezahnt. Insgesamt erinnert die

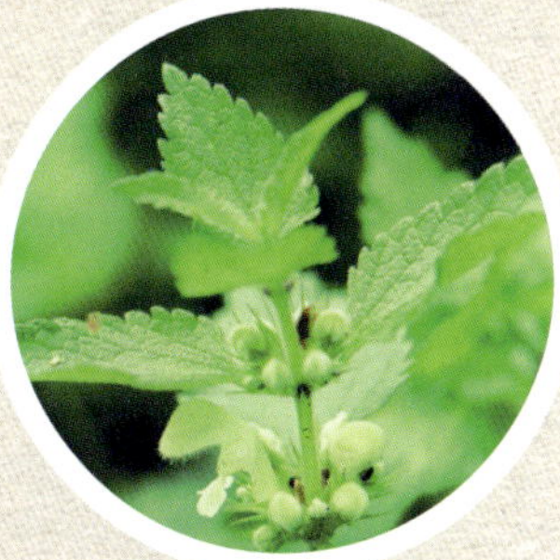
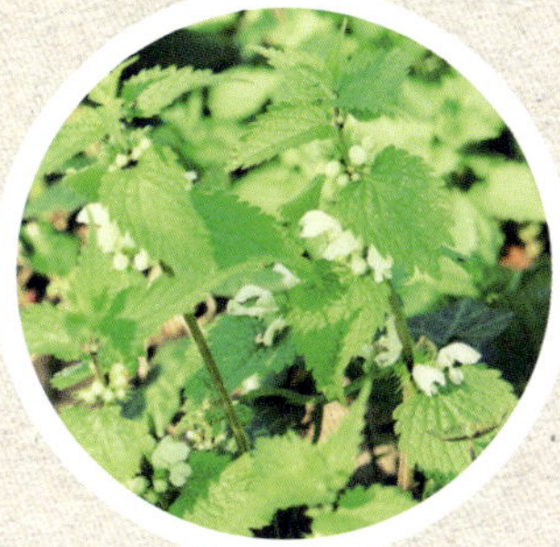
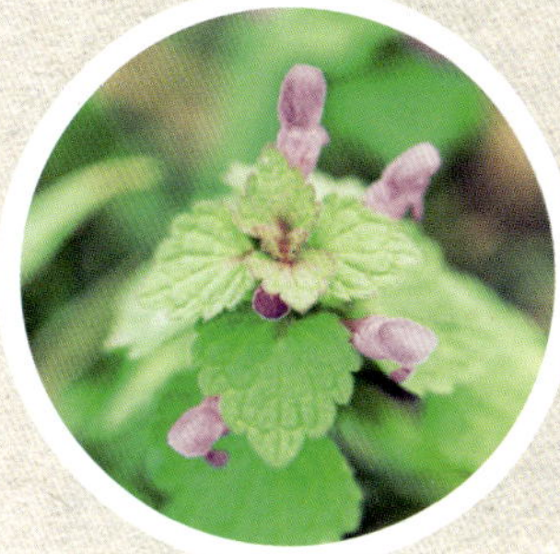

Taubnessel auch an die Brennnessel, hat aber keine brennenden und stechenden Härchen. Die weißen Blüten haben einen leicht süßen Honiggeschmack und wurden früher gerne von Kindern aus der Pflanze gezupft und dann auf die Zunge gelegt. Das kennen die Kinder heutzutage kaum noch, das können wir jetzt ändern.

Die Taubnessel blüht zeitig im Frühjahr, der Geschmack der Blüte ist fein und süßlich. Sie wächst 20 bis 40 cm hoch. Der Stängel ist leicht behaart, vierkantig und innen hohl. Bei Neurodermitis kann sie die Haut und den Stoffwechsel beruhigen: Machen Sie sich einen Tee (aus den weißen getrockneten Blüten) und trinken den Tee und/ oder lassen ihn als Umschlag auf die betroffenen Hautareale einwirken. Auch empfindliche Schleimhäute und besonders die weiblichen Sexualorgane werden durch die Taubnessel geschützt (z.B. durch ein Sitzbad).

Taubnesseln haben keine brennenden und stechenden Härchen

Die Taubnessel vermehrt sich recht stark durch ihre Wurzelausläufer, und die Samen werden durch Ameisen weitergetragen. Der Nektar in den Blüten zieht allerdings auch Bienen an. Sie mag einen feuchten Boden, keine Trockenheit, auch Staunässe ist nicht geeignet. Im heißen und trockenen Sommer 2018 hat man nur noch wenige Taubnessel finden können, dafür umso mehr im nachfolgenden Jahr 2019. Es sollte genügend Licht vorhanden sein. Kalte Winter bis minus 30 Grad überlebt die Taubnessel schadlos.

Der Grieche Dioskurides verordnet der im 1. Jahrhundert wirkende Militärarzt diese Pflanze, die er „Mauseohr“ und Alsine“ nennt.

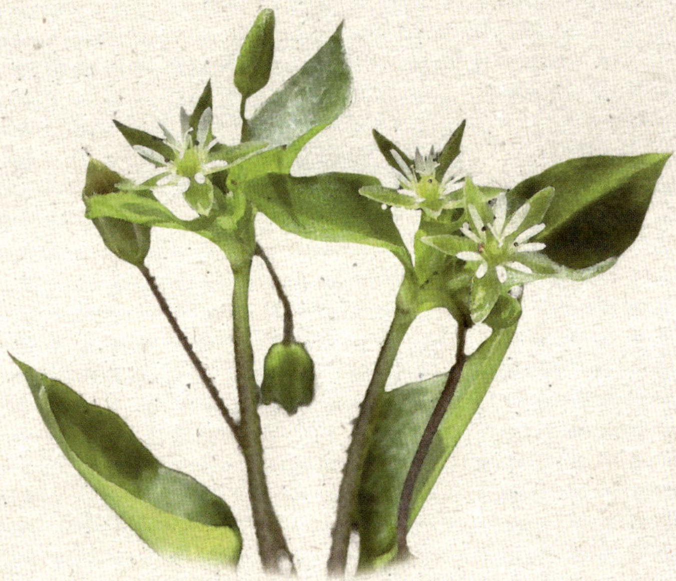

Vogelmiere

STELLAR MEDIA, HÜHNERDARM, MÄUSEGEDÄRME, HUSTDARM, STERNKRAUT

Pflanzenfamilie	Nelkengewächse
Vorkommen	Weltweit verbreitet, auf Äckern, in Gärten, an Wegen und Schuttplätzen
Blütezeit	Meist ganzjährig
Inhaltsstoffe	Acubin, Carotinoide, Flavonoide, viele Mineralstoffe, Selen, Vitamin A, B und besonders viel C, Gamma-Linolsäure, Schleimstoffe
Wirkung	Entzündungshemmend, entgiftend, blutreinigend, harntreibend, krampflösend, kräftigend, gut für die Augen und für die Haut etc.

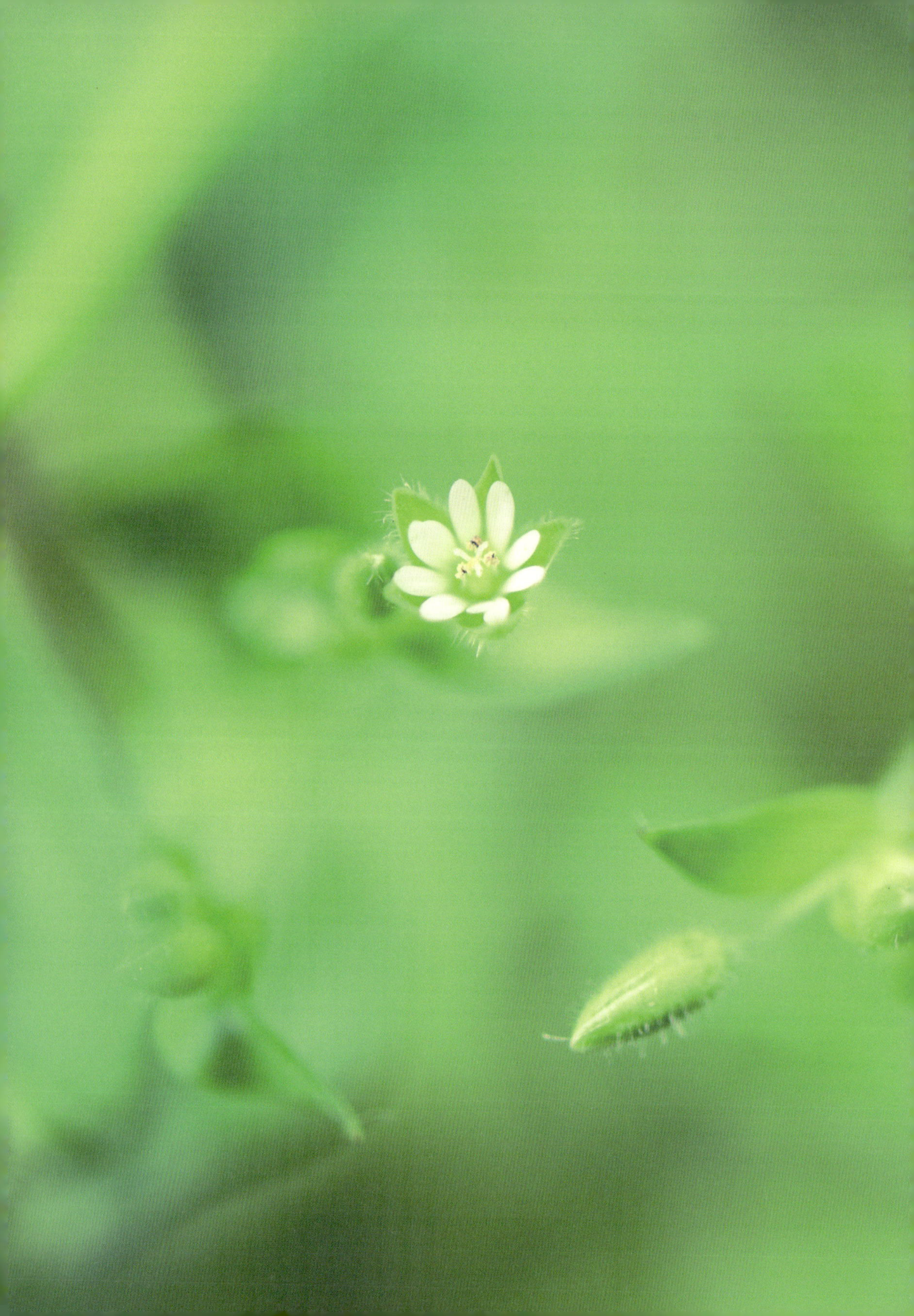

„Man braucht die diß kraut mit
aller substanz und hat davon in
den officinis ein destilliertes
wasser, welches innerlich und
eusserlich genützt alle hitz und
entzündung löschet.........
gedacht wasser soll eigentlich den
jungen kindern in grosser hitz
und schwachheit eingegeben
werden, denn es leschet nicht
allein den innerlichen brandt,
sondern es verhindert und
wehret auch den zufallenden
kranckheiten, spasmi genannt,
oder gegichten. das vogelmiere
kraut saft und wasser mögen, wie
der burger und maur-pfeffer, zu
allen hitzigen wunden
und schäden erwählet werden,
damit gewaschen, bestrichen oder
aufgelegt. auß dem safft
mag man seine kühle sälblein
machen zu der hitzigen lebern
und anderen hitzigen
Schäden.....“

HIERONYMUS BOCK IM 16. JAHRHUNDERT

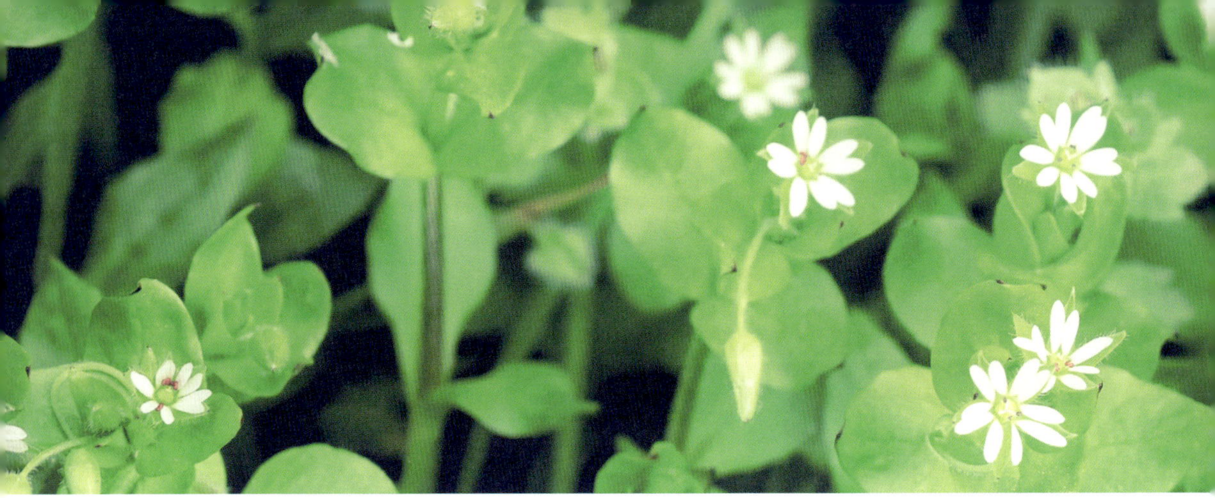

Die sehr kleinen Blüten der Vogelmiere wirken wie ein Kunstwerk aus einer anderen Welt. Zärtlich anmutig lädt sie uns Menschen ein, doch einmal den außergewöhnlichen und ganz hervorragenden Geschmack der Vogelmiere auch mal zu genießen.

Eine Verwechselung mit einem anderen Wildkraut ist dabei nahezu ausgeschlossen, die Vogelmiere ist einzigartig. Hühner lieben die Vogelmiere sehr.

Die Vogelmiere gehört zu der Pflanzenfamilie der Nelkengewächse, sie schmeckt außerordentlich zart (Blätter und Blüten) und kann sehr gut als Grundlage für einen Salat dienen oder natürlich unterwegs frisch gegessen werden. Sie wächst ganzjährig, sogar unter einer Schneedecke. Die Vogelmiere ist überaus vielseitig benutzbar. Innere und äußere Anwendungen werden beschrieben.

Vogelmiere entschlackt die Lymphe und regt die Nieren an

Ein wesentliches Erkennungsmerkmal sind die 10 weißen Blütenzungen sowie der im Stiel liegende Faden, woher auch der Name „Hühnerdarm“ rührt.

Die Vogelmiere ist ein altes Heilkraut. Gerade im Frühjahr dient sie der Körperreinigung, entschlackt die Lymphe und regt die Nierentätigkeit an. Als Heilmittel wird sie gerne bei ganz unterschiedlichen Symptomen bzw. Beschwerden angewandt: bei Leberbeschwerden, Krämpfen, Hämorrhoiden, Entzündungen, rheumatischen Beschwerden, aber auch bei Lungenerkrankungen und/oder Husten. Und sie kann auch Schwermetalle ausleihen. Vogelmiere als Vogelfutter: Viele Vögel lieben die kleinen und saftigen Blätter der Vogelmiere. Deshalb gibt es im Volksmund auch unterschiedliche Bezeichnungen: Vogel-Sternmiere, Hühnerdarm oder auch Hühner-

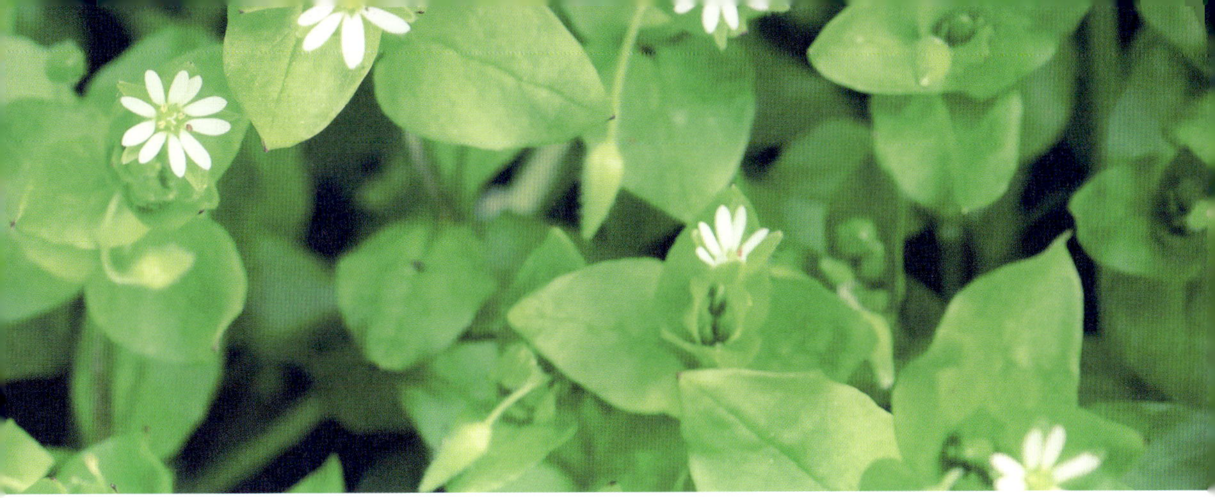

scherbe. Der innere Gefäßbündelstrang der Vogelmiere lässt sich wie ein Darm aus dem Stängel ziehen, darauf weist der Name „Hühnerdarm“ hin. Man sollte immer die frischen oberen Blätter und Stängel essen, die schmecken einfach besser. Der Geschmack ist zart und nussig.

Die zarte und kleine Blüte der Vogelmiere hat 10 (2x5) weiße Blätter, die jeweils nur einige Millimeter lang und lanzettförmig geformt sind, Sie teilen sich auf in 5 Kronenblätter und 5 Kelchblätter. Im s.g. Blütenzentrum sieht man noch die drei Griffeln, aber nur bei sehr guter Sehkraft. Abhängig von der Witterung bleibt die Blühkraft der Vogelmiere das ganze Jahr über erhalten.

Die Vogelmiere bringt mehrere Generationen pro Jahr hervor (5-6), das ergeben ca. 10-20.000 Samen pro Generation und Pflanze, und aus einem Samen können etwa 120.000 Pflänzchen pro Jahr entstehen; eine wahre Meisterleistung der Vermehrung. Man kann deshalb die Vogelmiere auch fast überall das ganze Jahr genießen, die Blütezeit ist von März bis Oktober. Es werden die jungen Triebspitzen, Blätter, Blüten und Samen verwendet.

Man sollte immer die frischen, oberen Blätter essen

Bei Regen verschließt die Vogelmiere ihre kleinen Blüten (Fäulnisschutz). Die Vogelmiere gilt als Kosmopolit, ist weltweit anzutreffen, auch in Höhen bis knapp 2000 Meter und ist sehr anpassungsfähig. Typisch sind die Bildung von größeren Bodenteppichen. Man sollte immer die frischen oberen Blätter und Stängel essen, die schmecken einfach besser. Der Geschmack ist zart und nussig.

Der Weißdorn, das weiß
jedes Kind, stärkt Herz und
Nerven ganz geschwind

UNBEKANNT

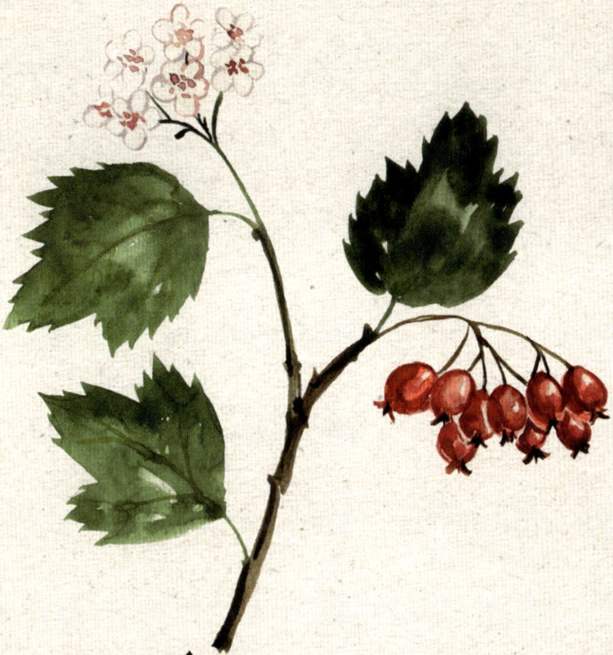

Weißdorn

HAGEDORN, HECKENDORN, CHRISTDORN, HAGÄPFLI, MEHLBAUM U.A.M.

Pflanzenfamilie	Rosengewächse
Vorkommen	Mitteleuropa, Nordafrika, Südwestasien, an Hecken, Gebüschen und an Waldrändern
Blütezeit	April bis Juni
Inhaltsstoffe	Crataegus-Säure, ätherisches Öl, Gerbstoffe, Saponine, Fructose, Mineralstoffe, Glykosid, Antioxidantien
Wirkung	Beruhigend, durchblutungsfördernd, gefäßerweiternd, stärkend gut für Herz und für das Nervensystem

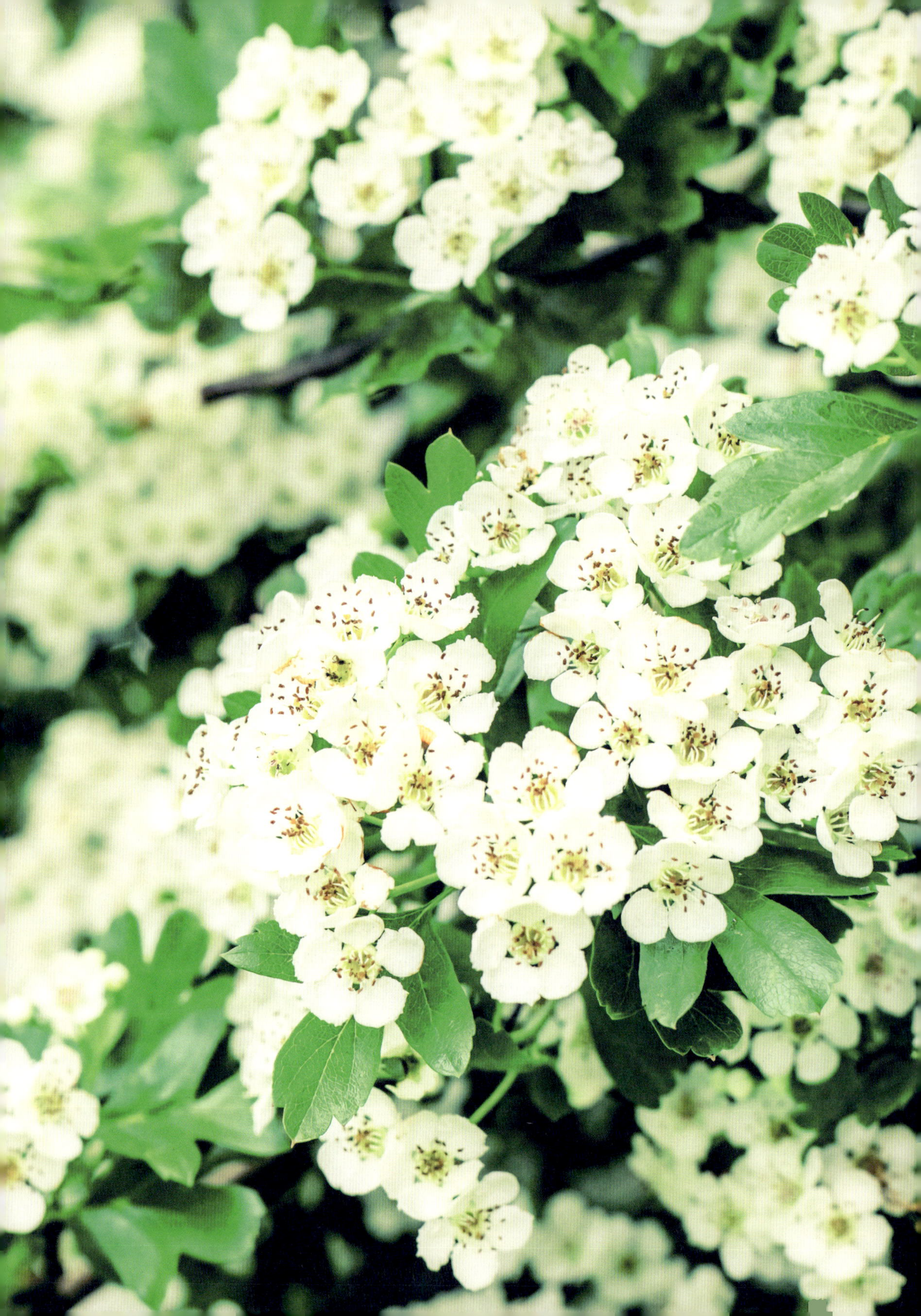

„Ein Weißdorn steht am Bachesrand
Mit vielen tausend Blüten,
In seinen Zweigen tief versteckt
Rotkehlchen friedlich brüten.
Wenn abends auf dem Weg zur Stadt
Ich dort vorübergehen,
Neid ich sie um ihr trautes Nest
Und ihre junge Ehe.
Und deiner denk' ich, treues Lieb,
Mit tränenschwerem Leide,
Weil ich zu arm bin, um zu bauen,
Ein Nest auch für uns beide."

HERIBERTA VON POSCHINGER,
DT. DICHTERIN – 1844-1905

Es gibt auf der nördlichen Erdhalbkugel ca. 200 bis 300 unterschiedliche Weißdorn-Arten, häufiges Vorkommen ist der östliche Teil von Nordamerika (USA). In Europa gibt es 22 Arten (in Deutschland 3 Arten). Die Unterschiede können meist nur von Fachleuten erkannt werden. Kurzum: Wir sprechen hier von dem in Deutschland heimischen Weißdorn = Crataegus. Es sind sommergrüne Sträucher oder kleine rund-kronige Bäume.

Der Name Weißdorn weist sowohl auf die weißen Blüten und die Sprossdornen als auch auf die helle Rinde hin (im Gegensatz zur Rinde des s.g. Schwarzdorns, auch Schlehe genannt).

Der botanische Name *Crataegus* hat seinen Ursprung in der griechischen Sprache κράταιγος *(krataigos),* und das bedeutet, eine Strauchart mit essbaren Früchten, die am Berg Ida in Kleinasien aufzufinden war. Altgriechisch bedeutet *krataiós* „stark", „fest" und „hart", er nimmt Bezug auf das harte Holz der Pflanze. Weißdorn gehört zu den Rosengewächsen, die Verwandtschaft zeigt sich vor allem in den Dornen. Er blüht von Mai bis Juni, das ist dann auch die beste Erntezeit. Der Weißdorn siedelt sich gerne an Wegrändern und Hecken sowie in Wäldern und Gebüschen an. Die dornigen Büsche halten das Vieh auf der Weide und wilde Tiere von ihnen fern. Er wirkt zumeist unauffällig in der Umgebung, allerdings kann er auch bis

zu 8 Meter Größe erreichen. Besondere Kennzeichen sind die weißen Blüten im Frühling und die glänzend roten Früchte im Herbst.
In der Blütezeit bilden sich tausende kleiner weißer Rispen-Blüten. Ein wunderbarer Anblick, wenn ein meterhoher Weißdorn in Hülle und Fülle blüht. Aus den Blüten entwickeln sich im Herbst die leuchtend roten Früchte.

Weißdorn als Heilmittel: seit ca. 2000 Jahren ist Weißdorn als Heilmittel erwähnt, verwendet werden die Blüten und deren Zweige sowie die s.g. Scheinfrüchte.
Inhaltsstoffe sind zum einen OPCs (oligomer Procyanidine), Flavonoide, einige Glykoside, Triterpene sowie Gerbstoffe v.a. in den Blättern und Blüten.

DAS Natur-Heilmittel zur Stärkung des Herzens

Die herzstärkende Wirkung ist schon lange bekannt, und es werden auch heute noch im Rahmen der Phytotherapie Crataegus-Präparate verordnet (z.B. Crataegutt ®, Crataegus Urtinktur ® u.v.a.m.). Leider müssen auch die s.g. Phytopharmaka den Gesetzen des Marktes folgen bzw. gehorchen und verschwinden mehr und mehr. Gerade bei einer Herzschwäche ist eine Selbstbehandlung nicht ratsam. Weißdorn gilt als DAS Natur-Heilmittel zur Stärkung des Herzens. Das gilt auf der körperlichen, aber auch auf der emotional-seelischen Ebene (z.B. bei Liebeskummer, Trauer, Ängsten, nervösen Anspannungen). Bildlich gesprochen ist die Wirkung des Weißdorns wie ein „Liebesbrief an das Herz"! Weißdorn umfängt es liebevoll und nimmt es schützend in seine Hände. Die heilende Wirkung des Weißdorns entfaltet sich meist erst nach einigen Wochen, es stärkt den Herzmuskel und erweitert die Herzkranzgefäße, die Durchblutung des Herzens steigt.
In unserer Region finden wir den s.g. eingriffligen sowie den zweigriffligen Weißdorn. Wie der Name schon sagt hat der eingrifflige Weißdorn einen Griffel in der Blüte, diese Sorte hat übrigens auch stark eingeschnittene gezackte Blätter. Der zweigrifflige Weißdorn hat in der Mitte der Blüte zwei dieser Griffel, das Blatt ist jedoch deutlich weniger gezackt. Beide Pflanzen sind in ihrer heilkräftigen Wirkung absolut gleich.
Typisch für die Blüten ist die radiere Anordnung mit 5 Blütenblättern, die kreisförmig angeordnet sind. Die Blüten stehen in zahlreichen Doldenrispen (= reich verzweigter Blütenstand) und sind weiß gefärbt. Die Apfel- sowie die Erdbeerblüten haben Ähnlichkeiten, auch sie gehören zu den Rosengewächsen.

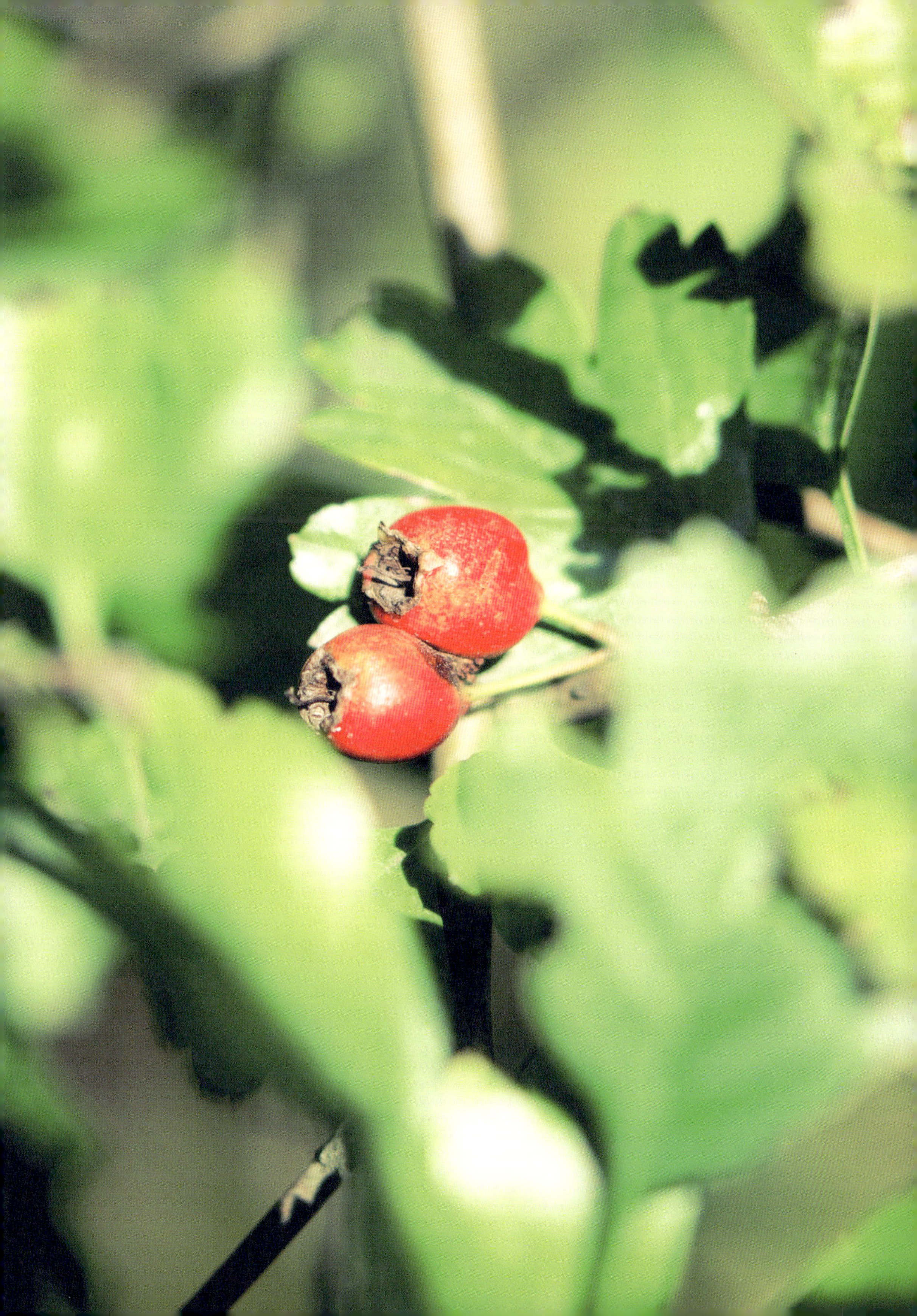

„Ein Schapel trug sie von Klee.
Ihrem Herren mehr denn je
Schien sie reizend, wonniglich.“

GOTTFRIED VON STRASSBURG:
TRISTAN UND ISOLDE
SCHAPEL: REIFENFÖRMIGER
KOPFSCHMUCK

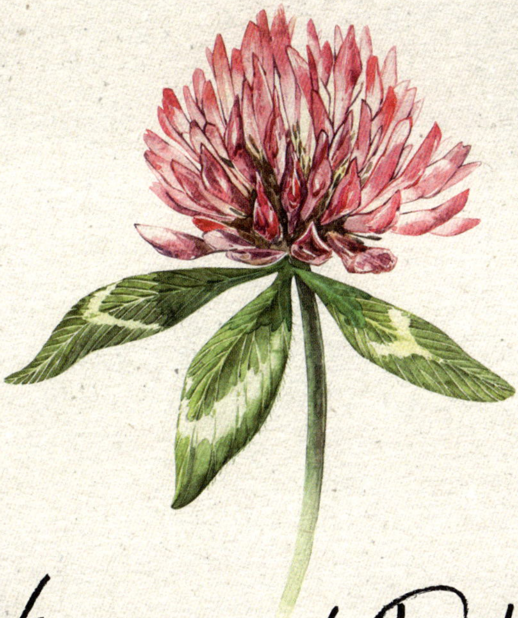

Wiesen-/ Rotklee

TRIFOLIUM PRATENSE, FUTTERKLEE, HONIGBLUMEN, HUMMELKLEE, FLEISCHKLEE, U.A.M.

Pflanzenfamilie	Hülsenfrüchtler
Vorkommen	Europa bis Mittelasien, auf Fettwiesen, Feldern und in lichten Wäldern
Blütezeit	April bis Oktober
Inhaltsstoffe	Isoflavonoide, Phytoöstrogene, Gerbstoffe. Rosmarinsäure, Kaffeesäure, Quercetin, Vitamine und Mineralstoffe, Glykoside
Wirkung	Hormonregulierend, bei Wechseljahr,- und Menstruationsbeschwerden, entzündungshemmend,, krampflösend, cholesterinsenkend

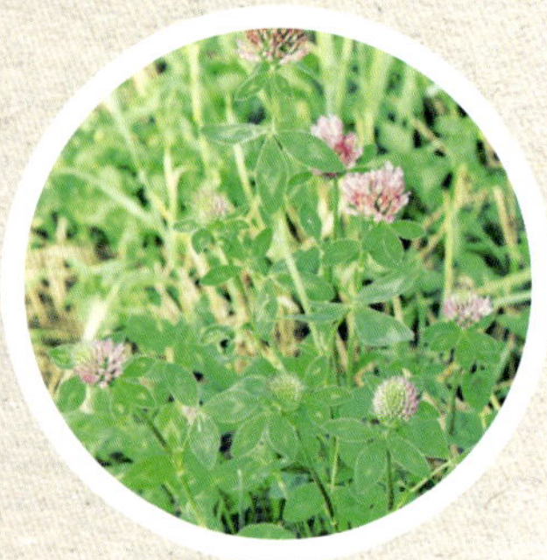

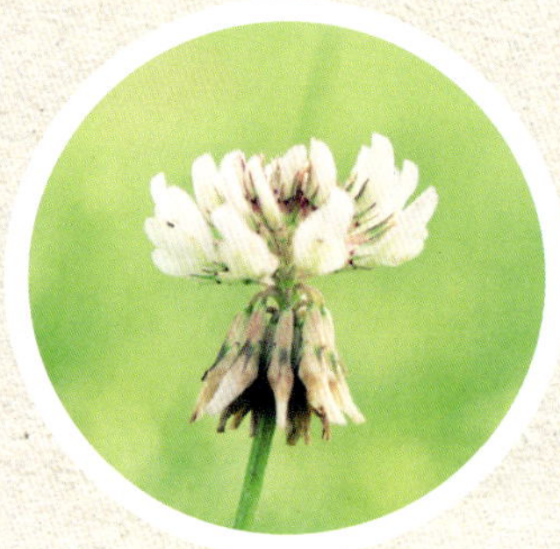

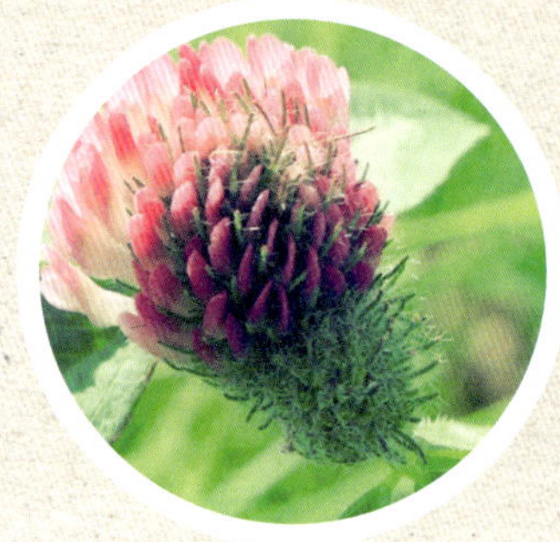

Der Rotklee wird auch Wiesenklee genannt. Beide Bezeichnungen sind geläufig. Diese Kleesorte ist ein mächtiges Heilkraut. Es gehört zu der Pflanzenfamilie der Hülsenfrüchtler. Es ist eine geschätzte eiweißhaltige Futterpflanze für Tiere. Auch Hummeln lieben die Blüten, im Gegensatz zu den Bienen kommen sie mit ihrem langen Rüssel gut an den Nektar heran.

Rotklee ist besonders bei Frauen beliebt, denn er lindert Menstruationsprobleme und auch Wechseljahrbeschwerden. Es gibt viele Ergänzungsmittel mit den Wirkstoffen aus dem Rotklee, das sind s.g. Phytoöstrogene wie z.B. Isoflavone. Heutzutage wird Rotklee fast nur noch in der Homöopathie verwendet, das schmälert aber nicht die positiven Eigenschaften des Rotklees.

Rotklee wird häufig in der Homöopathie verwendet

Darüber hinaus hat Rotklee viele weitere Vorzüge, von denen nicht nur Frauen, sondern auch Männer profitieren: Rotklee schützt die Zellen, lindert Entzündungen, reinigt Blut und Körper, senkt Cholesterin, stärkt die Knochen und schützt auch vor Prostatakrankheiten: ein wahres Heilkraut steht uns damit zur Verfügung. In der Volksmedizin wurde bzw. wird Rotklee bei Keuchhusten und bei Hautkrankheiten eingesetzt.

Rotklee-Blüten und -Blätter sind sehr gut als Beilage in Salaten und Suppen geeignet. Allerdings reichen diese Mengen nicht für eine ausreichende Versorgung mit den Wirkstoffen aus. Rotklee-Tee aus den frischen oder getrockneten Blüten ist auch eine gute Möglichkeit der Versorgung mit Phytoöstrogenen. Indikationen sind Wechseljahrs-Beschwerden sowie Schleimhautentzündungen. Sehr beliebt sind auch Keimlinge und Sprossen wegen des hohen Mineral-und Vitamingehaltes.

Die Blüte- und Erntezeit ist von April bis September/Oktober. Der Rotklee liebt einen sonnigen bis leicht schattigen Standort, man findet ihn gerne auf Wiesen- und an Wegrändern. Der Boden sollte nährstoffreich und durchlässig sein.

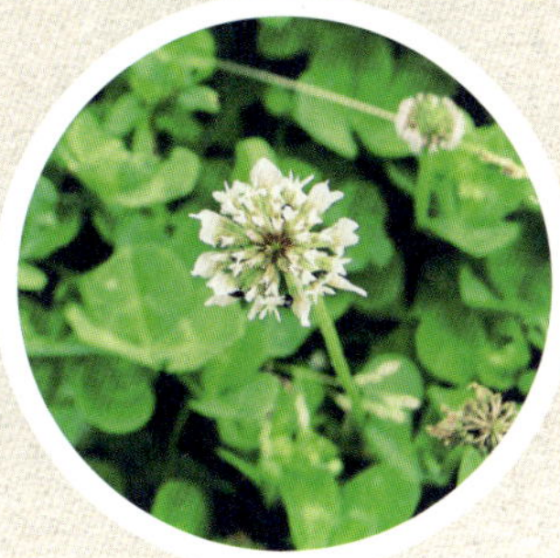 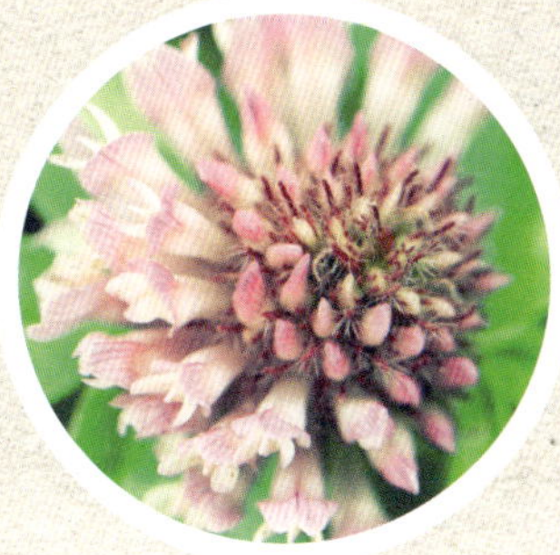 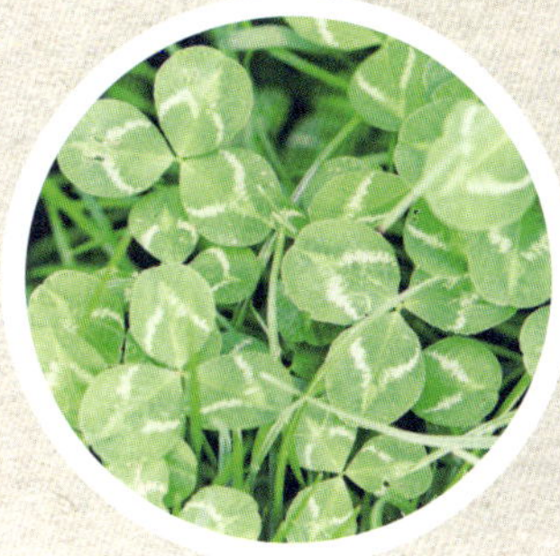

Typisch für den Rotklee ist der aufrechte oder aufsteigende Stängel, ca. 2-10 cm lang. Die Blätter sind meist dreiteilig gefiedert, ihre Form ist eiförmig bis elliptisch. Charakteristisches Erkennungszeichen ist ein hellerer Fleck in der Mitte des Blattes (s. Bild oben-rechts).

Die Blütezeit mit den zwittrigen, eher violett als rot leuchtenden Blüten reicht vom Frühjahr bis in den Herbst (ca. Oktober) hinein. Die Blüten sind vielblütig und kugelig bis eiförmig. In der Mitte der Blüte befindet sich ein nicht scharf abgegrenzter hellerer Fleck. Der Rotklee hat eine bis zu zwei Meter tiefe Wurzel. Unterirdische Ausläufer führen zur „vegetativen Vermehrung".

Die Blüten führen Nektar am Grund einer einige Millimeter langen Röhre. An diesen Nektar gelangen zumeist nur Insekten mit einem langen Rüssel wie Hummeln. Eine Honigbiene kommt da nicht heran, dafür ist ihr Körperbau nicht geeignet, ihr bleibt „lediglich" das Sammeln der Pollen.

Der Rot-/Wiesenklee wird seit dem 11. Jahrhundert gerade wegen des hohen Eiweißgehaltes als Futterpflanze angebaut. Auch als Boden Verbesserer wird er eingesetzt. In Biogasanlagen wird er zusammen mit anderen Kleesorten als Mais-Alternative verwendet. Man hat in Neuseeland Hummeln eingeführt, damit kultivierter und nicht einheimischer Wiesen-/Rotklee zur Samenreife gelangen kann. Eine nette Anekdote.

Inhaltsstoffe im Rotklee:

- Gerbstoffe
- Isoflavone (Genistein, Daidezin,Formononetin, Biochanin)
- Flavonoide (Quercetin, Kaempferol)
- Phenolsäuren (Kaffeesäure)
- Rosmarinsäure
- Chlorogensäure

Damit sind diese zahlreichen Inhaltsstoffe auch für Menschen wertvoll.

„Der Wolfstrapp kühlt die Überhitzung, die Überaktivität der Schilddrüse ab, bringt wieder Rhythmus und Effizienz in den Energiehaushalt."

ROGER KALBERMATTEN: WESEN UND SIGNATUR DER HEILPFLANZEN, 2002

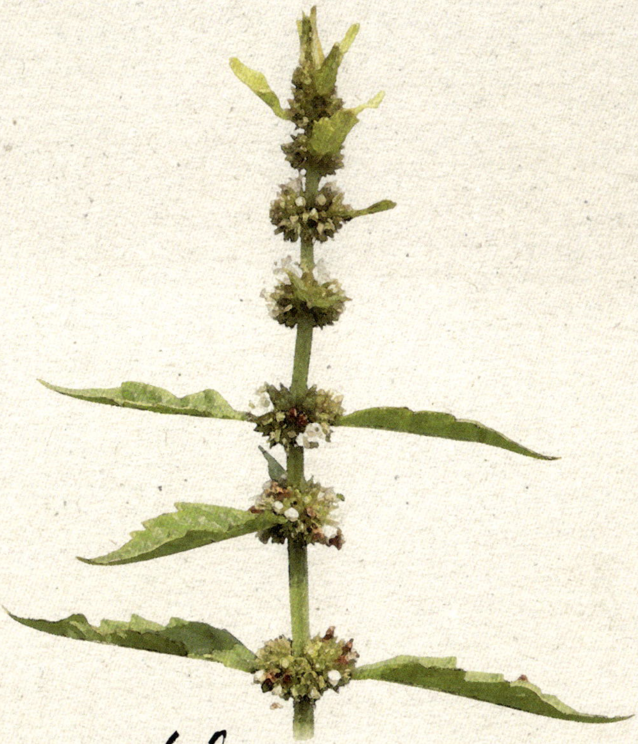

Wolfstrapp

LYCOPUS EUROPAECUS, ZIGEUNERKRAUT, UFERWOLFSTRAPP

Pflanzenfamilie	Lippenblütler
Vorkommen	Europa, China, Nordamerika, an Ufern und Gräben, im Röhricht
Blütezeit	Juli und August
Inhaltsstoffe	Flavonoide, Cumarine, Gerbstoffe, Saponine, Sterole, Terpene, ätherisches Öl, Alkaloide. Kaffee-, Ellagsäure, Aminosäuren, Fettsäuren
Wirkung	auf Schilddrüsenüberfunktion, schmerzhafte Brustschwellung, prämenstruelles Syndrom, innere Unruhe, Herzrasen, Schlafprobleme

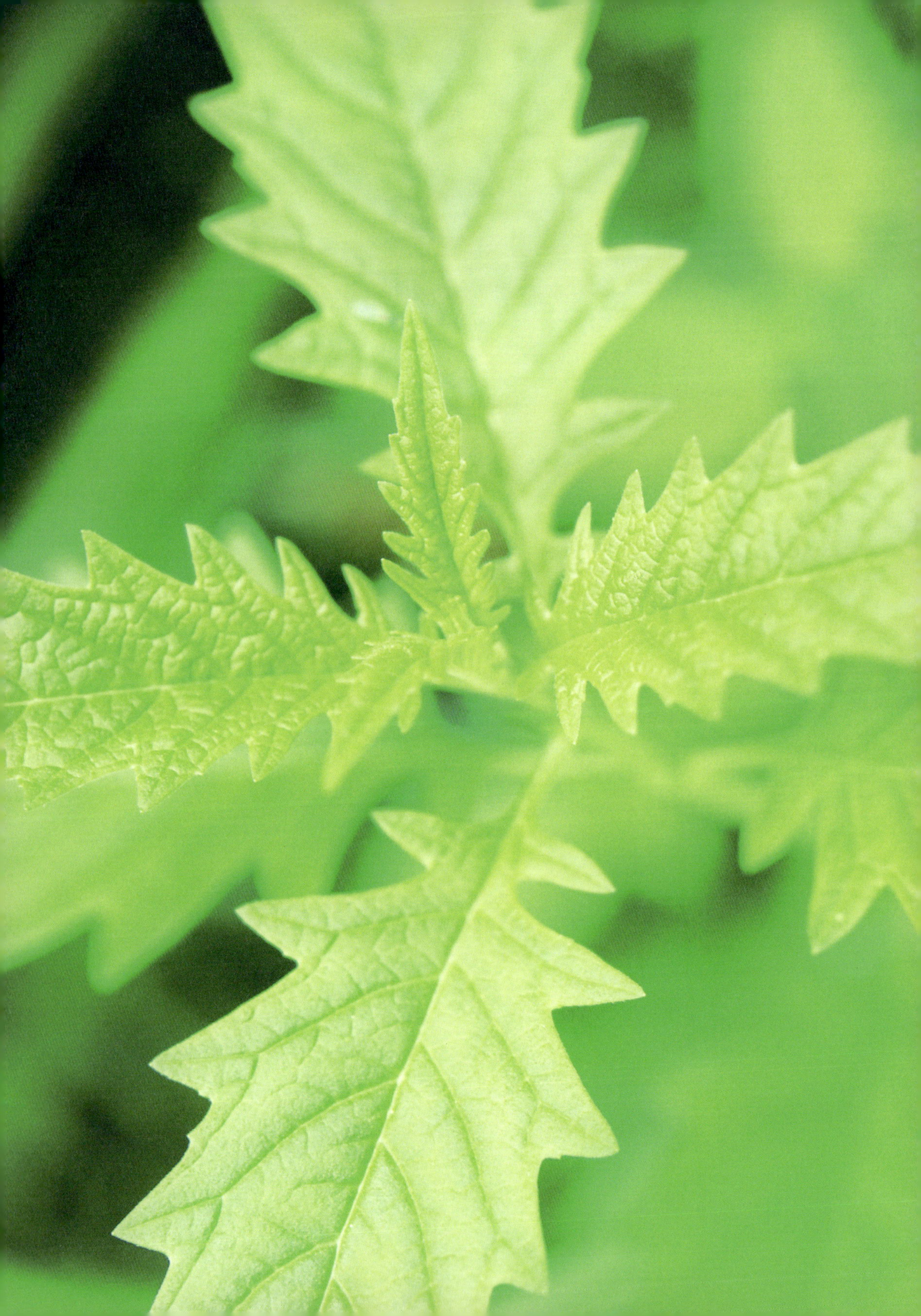

Wolfstrapp kann bis zu 120 cm Wuchshöhe aufweisen, und bildet lange unterirdische Ausläufer. Die Blätter sind grob gesägt, sie sind ebenso wie der Stängel leicht behaart (oder auch ganz kahl). Die kleinen Blüten sind weißlich.

Verwendung findet von dem Heilkraut das zur Blütezeit gesammelte, frische oder getrocknete Kraut des nordamerikanischen oder europäischen Wolfstrapps.

Wolfstrapp greift sanft in das menschliche Hormonsystem ein

Was ist der Ursprung des Namens Wolfstrapp? Dafür braucht man schon eine rege Fantasie: Angeblich sollen die Blätter einer Wolfspfote ähneln, wobei die Ähnlichkeit zu einer Nessel viel passender ist (z.B. Brennnessel). Die Blütezeit ist Juli/August, und die Blüten kann man mit einigen Millimetern Größe auch nicht als sehr auffällig bzw. beeindruckend ansehen. Diese Blüten sitzen quirl-artig angeordnet nur in den ersten oberen Blattachsen (einige Bilder in diesem Buch zeigen die Blüten-Basis ohne die weißen Blüten).

Der Wolfstrapp liebt ein feuchtes Bodenklima, z.B. an Bach- und Flussufern. Deshalb trifft man ihn vermehrt an feuchten Stellen, z.B. an Bach- und Flussufern. Er kommt in ganz Europa, in Teilen Westasiens und in gemäßigten Gebieten des östlichen Nordamerikas vor. Der Wolfstrapp kann bis ca. 80 hochwachsen. Er siedelt sich gerne an zweitweisen überschwemmten Gebieten an (dafür müsste es allerdings deutlich mehr regnen!).

Folgende Inhaltsstoffgruppen sind bisher bekannt: Flavonoide, Cumarine, Gerbstoffe, Saponine, Sterole, Terpene, ätherisches Öl, Alkaloide, Kaffee-, Ellagsäure, Fettsäuren,

Carotin und sechs Aminosäuren (Tyrosin, Methionin, Threonin, Asparaginsäure, Phenylalanin, Glutaminsäure),

Äußerlich wirkt der Wolfstrapp nicht besonders spektakulär, aber seine Heilkraft ist es schon: er greift sanft in das menschliche Hormonsystem ein, er hemmt den Jodstoffwechsel v.a. bei leichter Schilddrüsenüberfunktion (Vorsicht bei einer Unterfunktion!), und wirkt ausgleichend (z.B. bei Herzrasen und Nervosität, Schlafstörungen). Es ist u.a. auch in den Medikamenten Thyreogutt mono® bzw. ThyreoLoges® als Wirksubstanz extrahiert.

Wolfstrapp führt ein weitgehend unterschätztes Dasein in der Natur. Von den Menschen wird er nicht besonders beachtet, da er keine großen Auffälligkeiten und Besonderheiten aufweist. Die Wirkung gerade auf das Hormonsystem ist dennoch nicht zu unterschätzen. Eine Rücksprache mit einem Arzt/Therapeuten ist empfehlenswert, leider kennen sich nur die wenigsten Therapeuten mit der Heilkraft der Wildkräuter aus. Deshalb lautet dann aus dieser Richtung meist die Empfehlung: „besser nicht einnehmen" eher aus Unkenntnis der Heilkraft (vieler) Wildkräuter.

> **Wolfstrapp hat einen herben und bitteren Geschmack**

Gerade erfahren die Wildkräuter aber eine Renaissance, Menschen fangen an, sich auf die Ursprünge einer Ernährung mit den Gaben der Natur (besonders mit den Wildkräutern) zurückzubesinnen. Wolfstrapp hat eine regulierende Hormonwirkung. So hemmt es den Jodstoffwechsel bei einer leichten Überfunktion der Schilddrüse, ebenso reguliert es die wichtige Hormonachse (LH, FSH). Deshalb ist eine Selbstbehandlung mit Wolfstrapp immer mit Vorsicht zu beginnen bzw. zu beenden, denn es ist ein wirksames Heilkraut. Wolfstrapp wirkt auch auf Sexualhormone. Besonders wurde eine Senkung des Prolaktin-Spiegels nachgewiesen. Daraus ergibt sich ein Anwendungsgebiet bei der s.g. Mastodynie, d.h. Spannungsgefühlen in der Brust, besonders beim s.g. prämenstruellem Syndrom.
Der Wolfstrapp hat einen herben und leicht bitteren Geschmack. Er ist wegen seiner Wirkung auf das hormonelle System nicht für Smoothies oder Salate zu empfehlen.

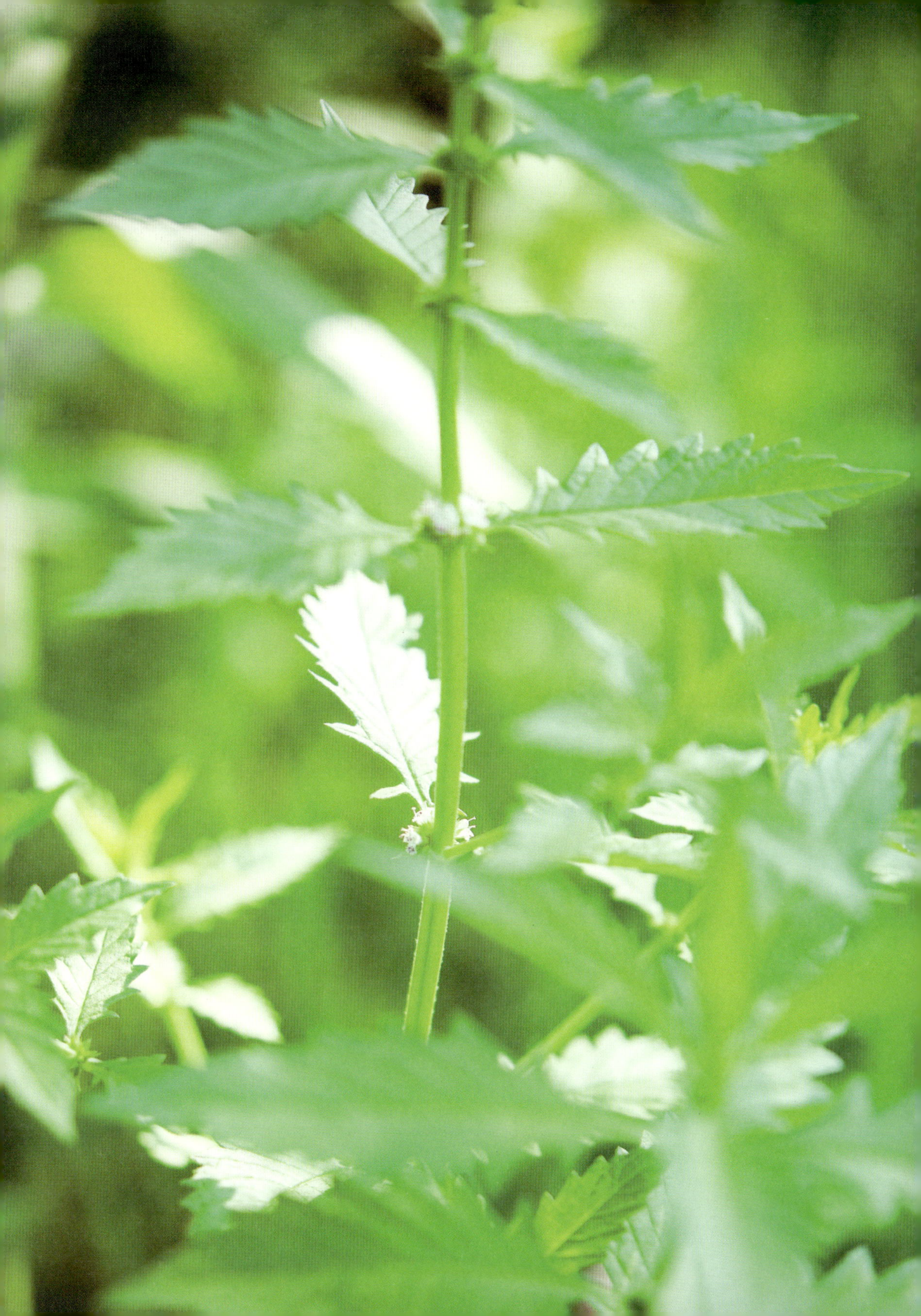

„Veränderung ist am Anfang
schwer,
in der Mitte chaotisch,
und am Ende wunderschön“

UNBEKANNT

Sammelkalender

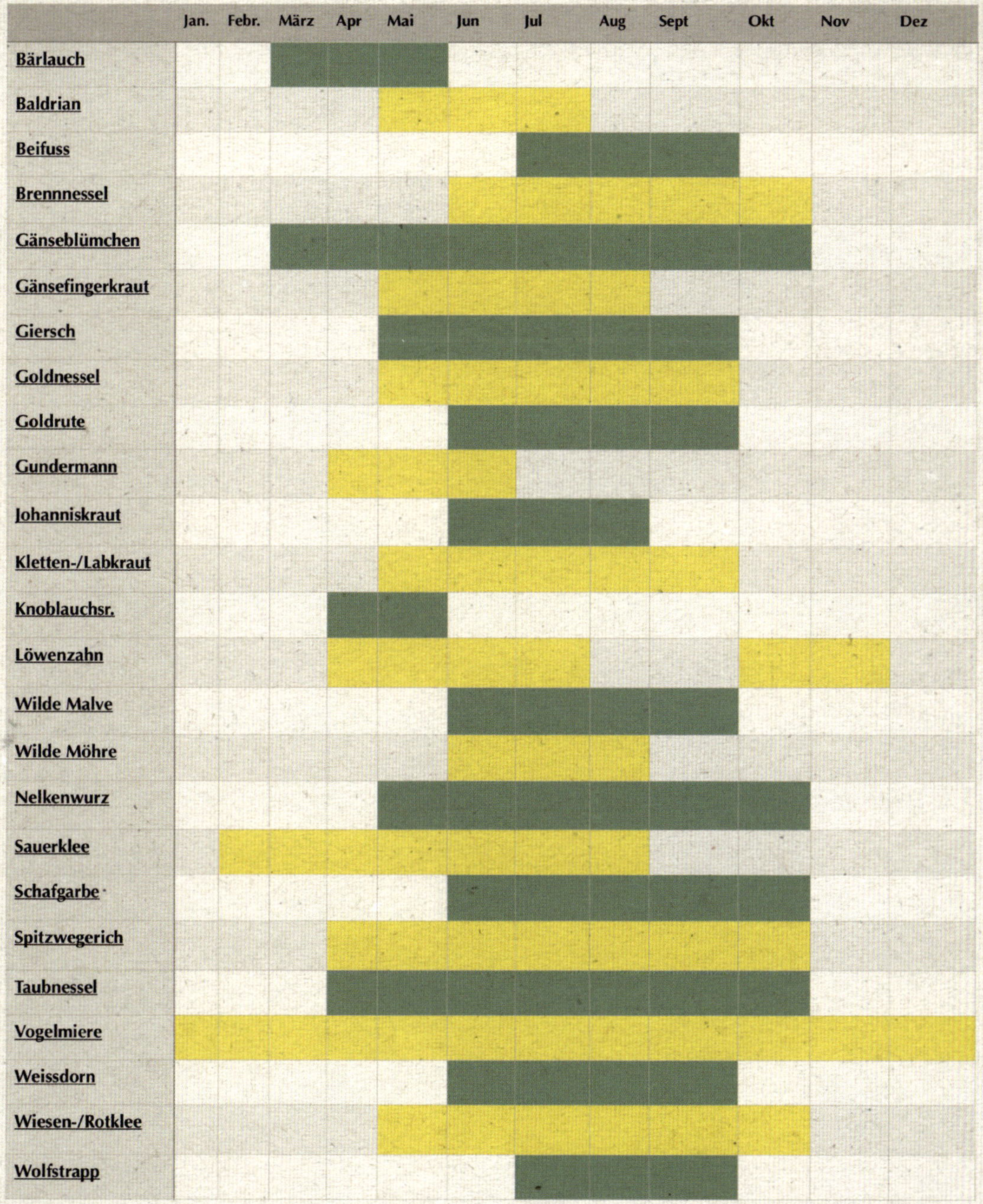

ÖL-AUSZUG

Die Herstellung eines Öl-Auszuges haben wir ja schon beim Johanniskraut erwähnt. Hier ist eine wunderbare Gelegenheit, auf diese Art der Nutzung der Wildkräuter näher einzugehen. Viele naturbelassene Öle sind schon mit vielen segensreichen Heilwirkungen ausgestattet, so z.B. für Haut und Haare, aber auch bei zahlreichen gesundheitlichen Problemen. Dabei können die Öle zur Massage, bei Haarkuren oder zur Herstellung von selbstgemachten Salben, Cremes oder Naturseifen benutzt werden. Werden diese gesunden Öle dann auch mit Wildkräutern angereichert, dann werden die Ölauszüge zu einem wahren Schatz, den uns die Natur wiederum kostenlos liefern möchte. Dabei nutzt man i.d.R. die Blüten, Blätter, Früchte und auch Wurzeln der verschiedenen Wildkräuter. Wir empfehlen die Herstellung durch einen s.g. Kaltauszug, denn dadurch wird die Zerstörung bzw. thermische Veränderung der Wirkstoffe wie beim Heißauszug vermieden.

Die Herstellung eines Ölauszuges ist denkbar einfach:

1. Nimm die möglichst schon in der Sonne getrockneten Wildkräuteranteile und gib sie in ein verschließbares Glas (z.B. Weck-Glas). Regnerische und/oder gewittrige Witterung eignet sich nicht für das Sammeln der Wildkräuter.
2. Fülle das Glas mit einem Bio-Öl.
3. An einem warmen Ort für einige Wochen ziehen lassen, dadurch werden langsam, aber sicher wichtige Inhaltsstoffe in das Öl übergehen. Du kannst das verstärken, in dem Du das Glas sanft und vorsichtig schüttelst. Das reduziert auch die Gefahr der Schimmelbildung. Kondenswasser kannst Du vorsichtig abtupfen.
4. Zum Schluss wird das Öl mit den Pflanzenanteilen gefiltert (z.B. sauberes Stofftuch), das fertige Öl empfehlen wir in s.g. Braunglas umzufüllen und dann zu beschriften (das Haltbarkeitsdatum des Öles dient dabei als Anhaltspunkt für die Haltbarkeit des Öl-Auszuges).
5. Möchtest Du die Haltbarkeit steigern, dann füge einige Tropfen Vitamin E (Tocopherol) hinzu. Das ist ein Antioxidans und schützt vor dem Ranzig-Werden des Öl-Auszuges.

ALKOHOL-AUSZUG

Eine weitere und hervorragende Möglichkeit, die Inhaltsstoffe, besonders die fettlöslichen, aus den Wildkräutern herauszuziehen, sind alkoholische Lösungen. Gleichzeitig ist dieses Verfahren eine der effektivsten Konservierungsverfahren der Natur. Dabei sind Alkoholauszüge sicher, sehr effektiv, lange konservier- und vielseitig einsetzbar. Auch hierzu kann jeder essbare Pflanzenteil verwendet werden. Die Heilkräutersollte frisch gepflückt, sauber und abgetrocknet sein.

So wird Dir der Alkoholauszug schnell gelingen:

1. Fülle ein wie-halsiges Glas (z.B. Weck- Glas) fast vollständig mit den Wildkräuteranteilen.
2. Fülle das Glas nun komplett mit Alkohol. Dazu eignet sich Wodka mit ca. 40% Alkoholanteil gut, denn er hat keinen Eigengeschmack, aber jeder hochprozentige Alkohol ist ebenso gut geeignet.
3. Der Ansatz wird für 3-4 Wochen fest verschlossen bei Zimmertemperatur aufbewahrt und sollte wie beim Ölauszug ab und zu vorsichtig geschüttelt werden. Die Dauer des Ansatzes wird durch die Art der Pflanzenteile bestimmt.
4. Zum Schluss wird der Ansatz durch ein Sieb oder Tuch filtriert und die gewonnene Tinktur am besten in Braunglas abgefüllt. Diese können dann in Dunkelheit und im Kühlen lange gelagert werden.

Es gibt nun verschiedene Anwendungen von Alkohol-Auszügen

- Innerliche Anwendung: i.d.R. nimmt man 3x20 Tropfen (Kinder etwa die Hälfte). Der Alkoholgehalt ist umgerechnet minimal. Es wird bei der Verdauung von Obst meist deutlich mehr Alkohol im Darm gebildet.
- Äußerliche Anwendung: eine Alkohol- Tinktur zum Einreiben, Pinseln, als Spray und auch zum Gurgeln sollte nicht mehr als 25%-igen Alkohol enthalten. Das lässt sich leicht durch Verdünnung mit Wasser erreichen. Da Alkohol die Haut auch reizen kann, empfiehlt sich nach der Anwendung auf die Haut das Einreiben mit einer Pflege Creme, z.B. mit einer (selbst) hergestellten) Ringelblumen-(Calendula) Creme oder auch mit dem Rot-Öl.
- Gurgeln oder Spülen des Mundraumes sollte immer nur mit einer Verdünnung im Verhältnis von ca. 1:10 durchgeführt werden, die Flüssigkeit sollte nicht geschluckt werden.
- Tinkturen sind auch gut geeignet für die Herstellung von Raumsprays. Dazu werden auch gerne ätherische (Bio-) Öle angewandt.

WILDKRÄUTER „TO-GO“

Wildkräuter als Nahrungsergänzung: Kerstin und Rudolf sind überhaupt keine Freunde von den häufig empfohlenen Ratschlägen, bei gesundheitlichen Problemen unbedingt Nahrungsergänzungsmittel einzunehmen.
Das kann man selbstverständlich machen, aus unserer Sicht macht es aber viel mehr Sinn, sich grundsätzlich und ganzheitlich mit unserem biologischen Ganzheitskonzept zu beschäftigen. Nur so ist eine dauerhafte und effiziente Verbesserung des gesundheitlichen Allgemeinzustandes zu erzielen. Das ist zumindest unsere tief empfundene Überzeugung. Es kann aber dennoch vorkommen, dass der Einsatz von Nahrungsergänzungsmitteln Sinn macht. Dafür gibt es genügend

Bespiele:

- Urlaub, wenn Wildkräuter nur schwer zu besorgen sind
- Jahreszeitlich bedingte „Versorgung“-Schwierigkeiten
- Zeitmangel
- Keine Lust, sich aktuell mit dem Thema intensiver zu beschäftigen
- Auch als Einstieg in die neue Welt der Wildkräuter kann es eine Option sein, muss es aber nicht
- U.a.m.

Unsere empfohlenen Wildkräuter-„to-go“-Produkte sind auch sehr effektiv und kommen schon nahe an das Original der Natur heran, einfach ruhig mal ausprobieren lautet unsere von Herzen kommende Empfehlung. Natürlich geht auch die Kombination von frischen Wildkräutern und unsere Empfehlungen mit den Nahrungsergänzungsmitteln, so machen wir das auch zeitweise.

Die grüne Lichtkraft ist unsere absolute Top-Empfehlung, die wir auch regelmäßig, aber immer in Verbindung mit den vielen frisch gesammelten Wildkräutern, einnehmen. Die grüne Lichtkraft ist eine Spezialmixtur aus jungen Getreidegräsern in optimales Mischungsverhältnis, natürlich in Bio- und Rohkostqualität, sehr schonend getrocknet. Es ist hervorragend verträglich und wird sehr basisch verstoffwechselt. Ein wahres Power-Super-Food!!! Wildkräuter Pur ist aus unserer Sicht ebenfalls eine sehr gute Möglichkeit, sich so nahe wie möglich an der Natur mit heimischen Wildkräutern in Rohkost- und Bio-Qualität zu versorgen. Durch eine sorgsame und gröbere Vermahlung bleibt ein Großteil der enthaltenen ätherischen Öle erhalten. Das Pulver, kann als Tee, zu grünen Smoothies und Säfte und auch pur eingenommen werden, ebenso zum Würzen von Salaten und Gerichten.

„VITAL UND WILD“

Dieses erste digitale Produkt haben wir im Jahr 2019 bis zum Frühjahr 2020 erstellt. Da wir uns eine weitere Zusammenarbeit sehr gut vorstellen können und auch von Herzen wünschen (weil sie sinnvoll und segensreich ist), haben wir für unser Projekt den Namen „vital und wild“ gegeben. Das ist unsere „Marke“, denn „vital und wild“ bestimmt auch unser Denken und Handeln. „Vital und wild“ setzt sich ein für das Thema Gesundheit. Und das bedeutet für uns in allererster Linie Vitalität und Freude am Leben zu haben. Man darf dabei auch ein wildes Leben führen, aber uns ist wichtig zu vermitteln, dass das Leben in und mit der Wildnis so erfrischend, so belebend und überaus vitalisierend sein kann. Das ist die Wurzel des Lebens, daher kommen wir, aber diesen biologischen Ursprung haben Menschen zunehmend verlassen. Wir möchte alle Leser dieses Buches dazu animieren und motivieren, „am Ball“ zu bleiben und den eigenen Weg auszuprobieren; wenn sich dann der eingeschlagene Weg als Sackgasse erweist, ist es keine Schande, dieses auch einzugestehen und eine neue, andere Richtung einzuschlagen. Kerstin und Rudolf haben in ihrem Leben auch schon sehr viele Wege ausprobiert und auch manchmal wieder verlassen, um jetzt das angesammelte Wissen gepaart mit den gemachten Erfahrungen, im Sinne einer tiefgreifenden und nachhaltigen Gesundheit, weiterzugeben. Das macht uns sehr viel Freude, dazu sind wir auch gerne bereit.
„Vital und wild“ wird unsere Plattform, wo wir Menschen erreichen wollen, die Interesse an der eigenen Gesundheit haben und die selbstverantwortlich diese eigene Gesundheit nicht mehr länger anderen überlassen möchten. Wir bieten den Lesern nicht grundsätzlich etwas Neues an, es ist auch kein Hokuspokus oder Wooodoo, nein, unser Wissen rührt ganz besonders von den Erfahrungen, die wir und viele Menschen schon vor uns gemacht haben. Leider ist dieses Heilwissen nicht mehr „en vogue“ und droht zunehmet mit der Technikfreundlichkeit in Vergessenheit zu geraten.

Der Mensch ist und bleibt aber immer hoch zuallererst ein Teil der Natur.
Herzlichst
Kerstin und Rudolf

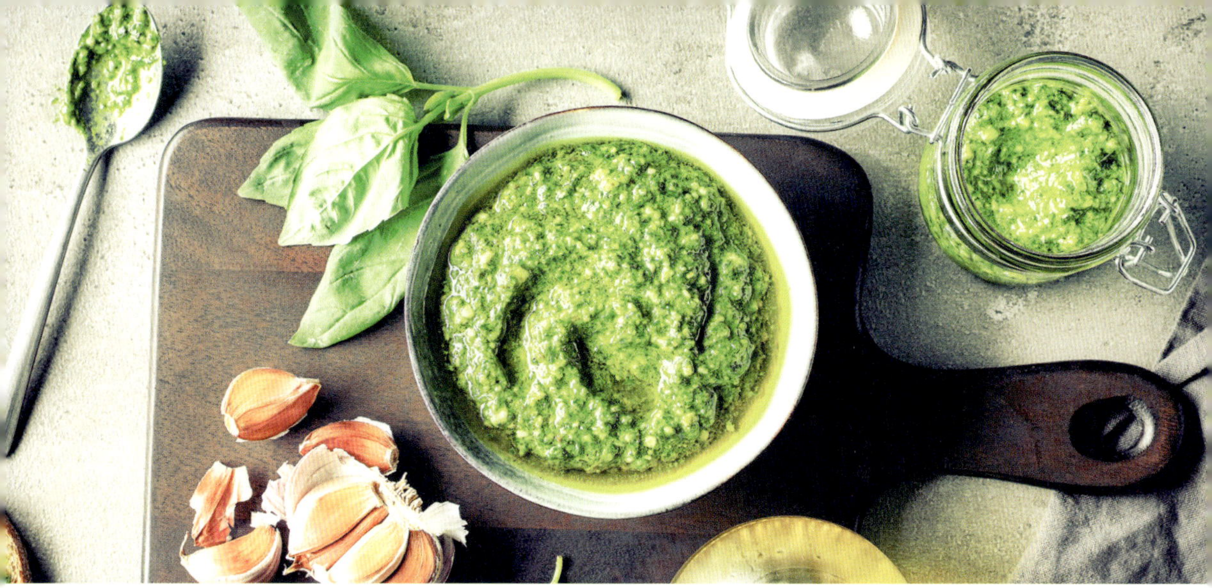

WILDKRÄUTER-PESTO

Zutaten

- Eine Handvoll Wildkräuter, Giersch, Spitzwegerich, Gundermann
- 1-2 Bund Basilikum
- 80g Spinat
- 250g gekeimte Sonnenblumenkerne
- 1 Knoblauchzehe und den Saft einer Zitrone
- 1-2TL Salzsole oder ein anderes gutes Salz
- 50 ml Olivenöl

Zubereitung

1. Alle Zutaten in einem Hochleistungsmixer zu einem Pesto mixen, zum Schluss das Olivenöl dazugeben und alles gut verrühren
2. Wir essen das Wildkräuter-Pesto sehr gerne auf Zucchinispaghetti, als Dressing für einen leckeren Salat, oder als Dip zu frischem Gemüse.

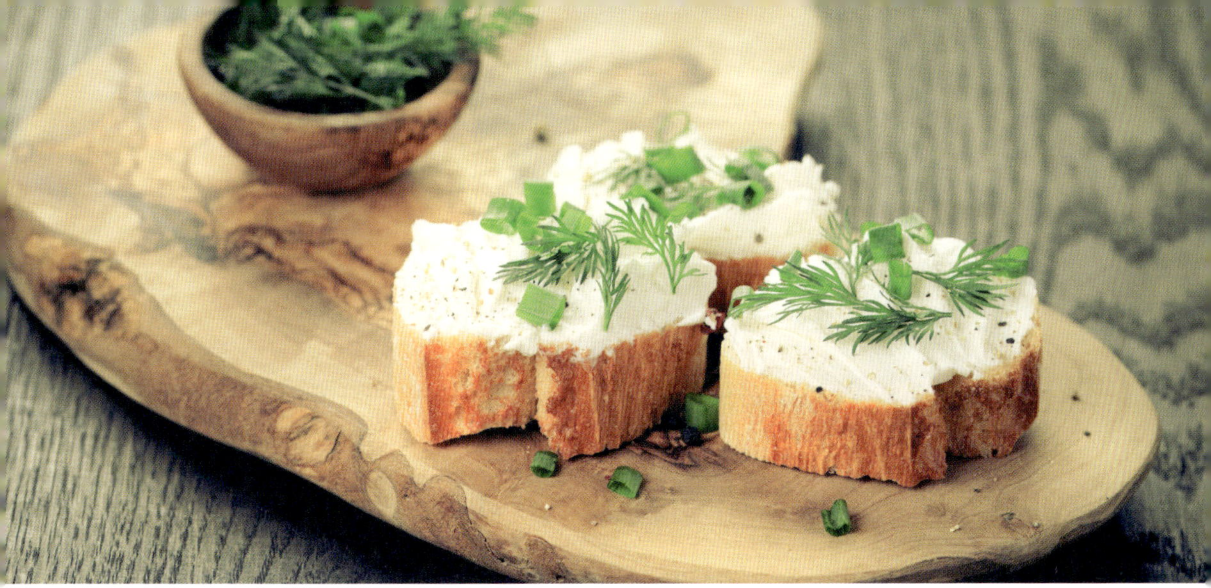

MACADAMIANUSS-FRISCHKÄSE

Zutaten

- 350g Macadamia-Nüsse
- 1/2 Tasse Wasser
- 1 EL Mikroveda milchsaurer Starter *oder*
- 1 TL Lactobact (Apotheke)
- Saft einer Zitrone
- Salz nach Bedarf und Geschmack
- 2 Frühlingszwiebeln
- 1 EL getrockneter Thymian
- 10 g Koriander
- 1 Handvoll Gundermann
- 1 Handvoll Schafgarbe
- 1 Handvoll Gänseblümchen oder Malven-Blüten o.ä.

Zubereitung

Nüsse über Nacht einweichen. Wasser abgießen und mit Mikroveda Starter oder Lactobact, mit einer 1/2 Tasse frischem Wasser in einem (Hochleistungs-) Mixer zu einer Frischkäse-Konsistenz verarbeiten. 10-20 Stunden an einem warmen Ort gut abgedeckt fermentieren lassen. Danach kann Zitrone, Salz, Frühlingszwiebeln, Thymian, Koriander, Gundermann und Schafgarbe sehr fein gehackt hinzugefügt werden. Zitronengras schmeckt auch sehr gut dazu. Zum Schluss mit Gänseblümchen- oder Malvenblüten dekorieren.

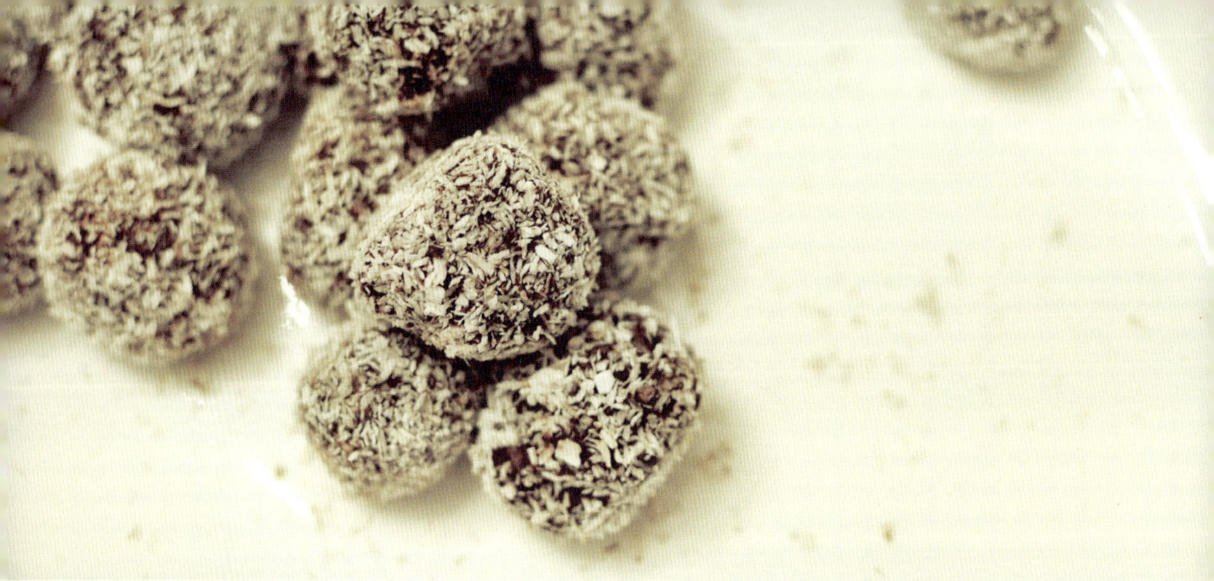

SCHOKO-ENERGIE-KUGELN

Zutaten

- 200g Rosinen
- 100g Kokos-Raspeln
- 1 TL echte Vanille, 1 TL Zimt, 2-3 TL Lebkuchengewürz
- 3 EL rohes Kakapulver oder 2 EL Carobpulver
- 1 Prise Salz, 2-3 EL Brennnesselsamen (getrocknet)

Zubereitung

Alle Zutaten in einer Küchenmaschine vermischen und zerkleinern bis ein klebriger Teig entsteht. Daraus walnussgroße Kugeln formen und mit Kokos-Raspel oder Sesam-Samen bestreuen.

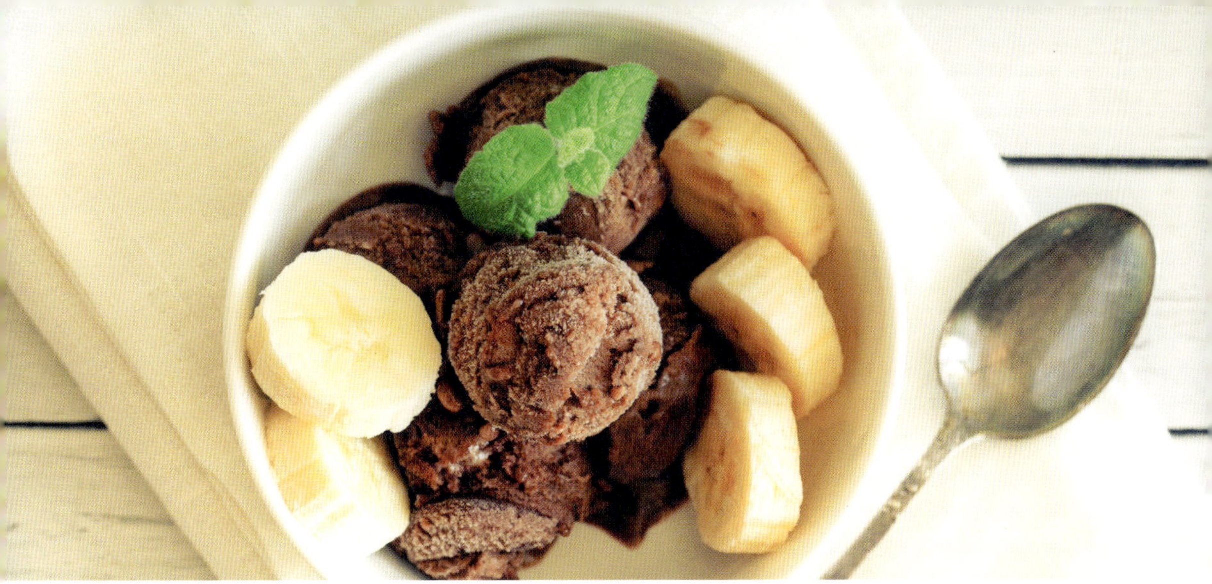

SCHOKO-BANANEN-EIS MIT GUNDERMANN

Zutaten

- 6 gefrorene Bananen
- 4-5 EL Kakaopulver
- 1TL echte Vanille gemahlen
- 5TL Kakaonibs
- Wildkräuter: Gundermann, Löwenzahnblüten, Malvenblüten

Zubereitung

Die gefrorenen Bananen mit Kakaopulver und Vanille in einem Hochleistungsmixer zu einer Eiscreme verarbeiten. Mit Kakaonibs bestreuen und mit Gundermann, Löwenzahn- und Malvenblüten garnieren. Man kann auch Gänseblümchenblüten und/oder Borretschblüten einsetzen.

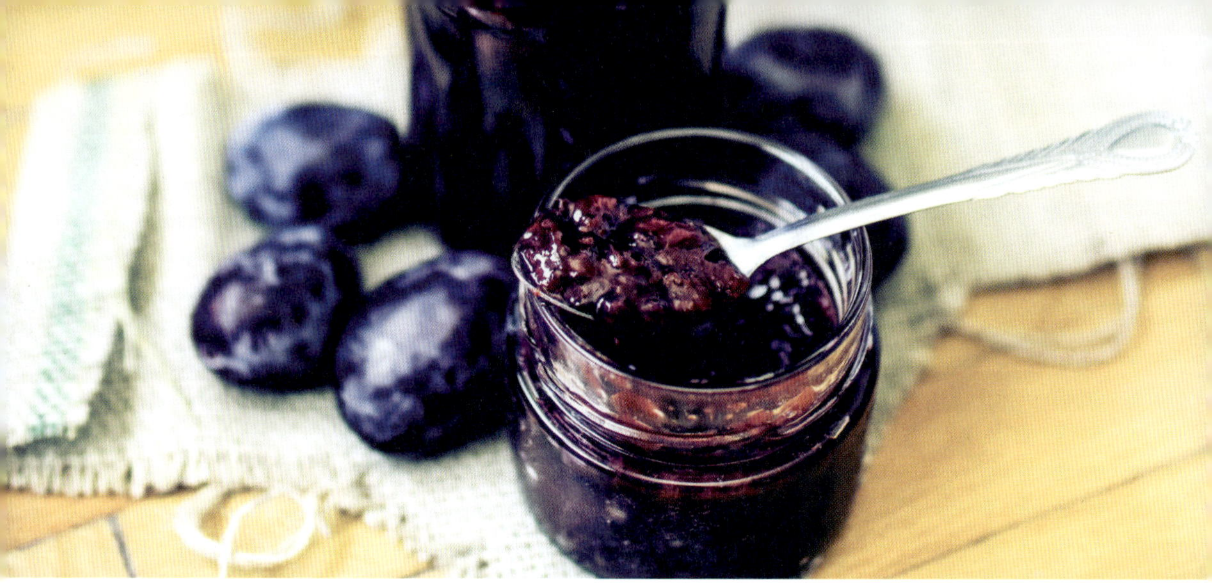

PFLAUMENMUS IN ROHKOSTQUALITÄT

Zutaten

- 25 entkernte reife Pflaumen
- 1EL Flohsamen
- 1 EL Zimt
- 5 Gundermann-Blätter
- 1 Handvoll Zitronenmelisse
- Blüten zum Dekorieren

Zubereitung

Pflaumen, Flohsamenschalen und Zimt mit einem Hochleistungsmixer pürieren. Gundermann-Blätter und Zitronenmelisse klein schneiden und in das Mus untermischen. Mit Blüten (hier: Borretsch und Nachtkerze) dekorieren.

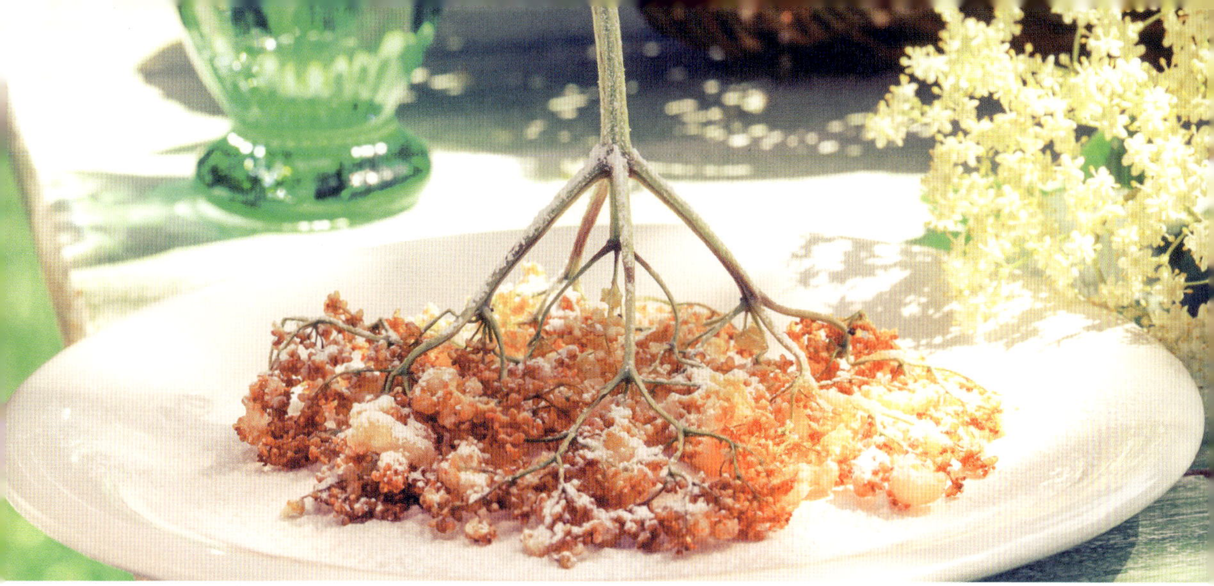

WILDKRÄUTER IN CAROB-KOKOS-ZAUBER

Zutaten

- 6 EL Kokosöl
- 3-4 EL Carobpulver
- 1 Schälchen Kokosraspeln
- 1 Schälchen Kokosblütenzucker
- 1 Schälchen gemahlene Mandeln

Zubereitung

Kokosöl erwärmen und flüssig machen, Carob-Pulver einrühren. In einen separaten Schälchen Kokosraspeln, Kokosblütenzucker und gemahlene Mandeln verteilen. Die Wildkräuterblätter einzeln zuerst in das Kokos-Carob-Öl eintauchen. Anschließend mit Kokosraspeln, Kokosblütenzucker und Mandeln garnieren. Die Wildkräuter sind alle einsetzbar, je nach Jahreszeit und natürlich Geschmack.

Dieses Rezept hat uns Mandy Taute freundlicherweise zur Verfügung gestellt.

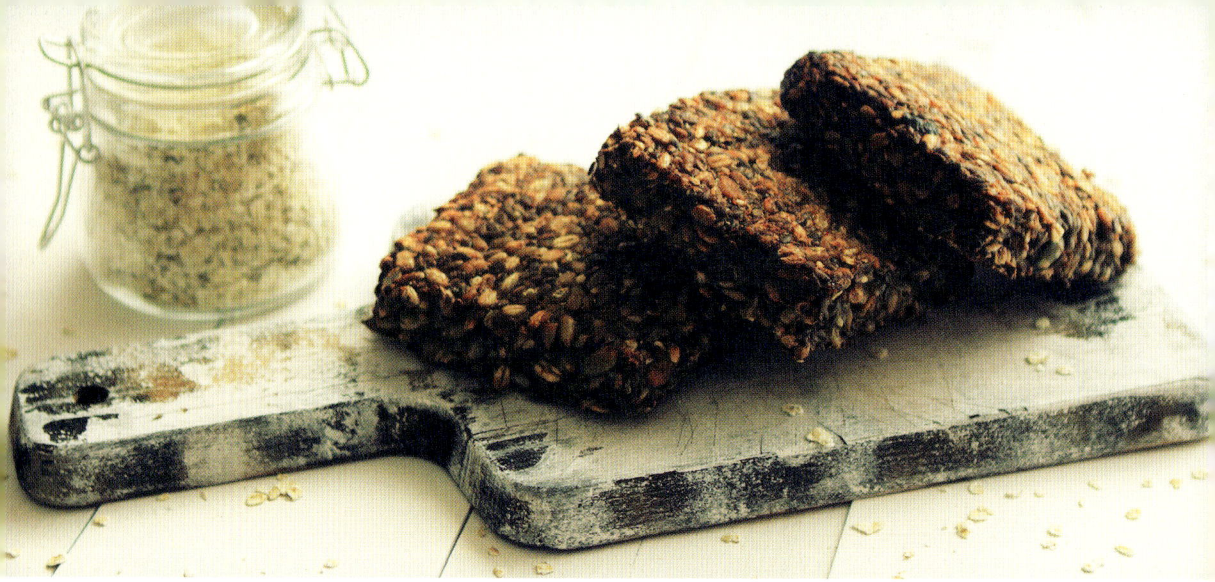

GIERSCH-BROT

Zutaten

- 500g Sonnenblumenkerne
- 5-6 Möhren
- 6-8 Datteln
- Der Saft von 2 Zitronen
- 2 Handvoll Giersch
- 1 Tasse Leinsamen
- 1 EL Flohsamen
- 1 EL Schabziger Klee
- 1 TL Salz

Zubereitung

Die Sonnenblumenkerne über Nacht einweichen, am nächsten Morgen mit Wasser gut ausspülen und anschließend einen halben Tag (an-)keimen lassen. Die Möhren in Stücke schneiden und mit den gekeimten Sonnenblumenkernen in einer Küchenmaschine oder in einem Mixer grob zerkleinern. Zitronensaft, Datteln, Schabziger Klee und Salz hingeben und alles noch mal gut mixen, so dass ein Teig entsteht. Leinsamen, Flohsamen und kleingeschnittener Giersch hinzugeben alles gut miteinander vermischen.

Diesen „Brotteig“ auf den Boden bzw. Platte Deines Dörrgerätes mit Folie gleichmäßig verteilen, ca. 1cm dick. Wer keinen Trockner hat, der kann auch den Backofen nutzen. Du kannst auch ein Brotmuster mit der unscharfen Seite eines Messers in die aufgelegte Brotmasse einkerben.

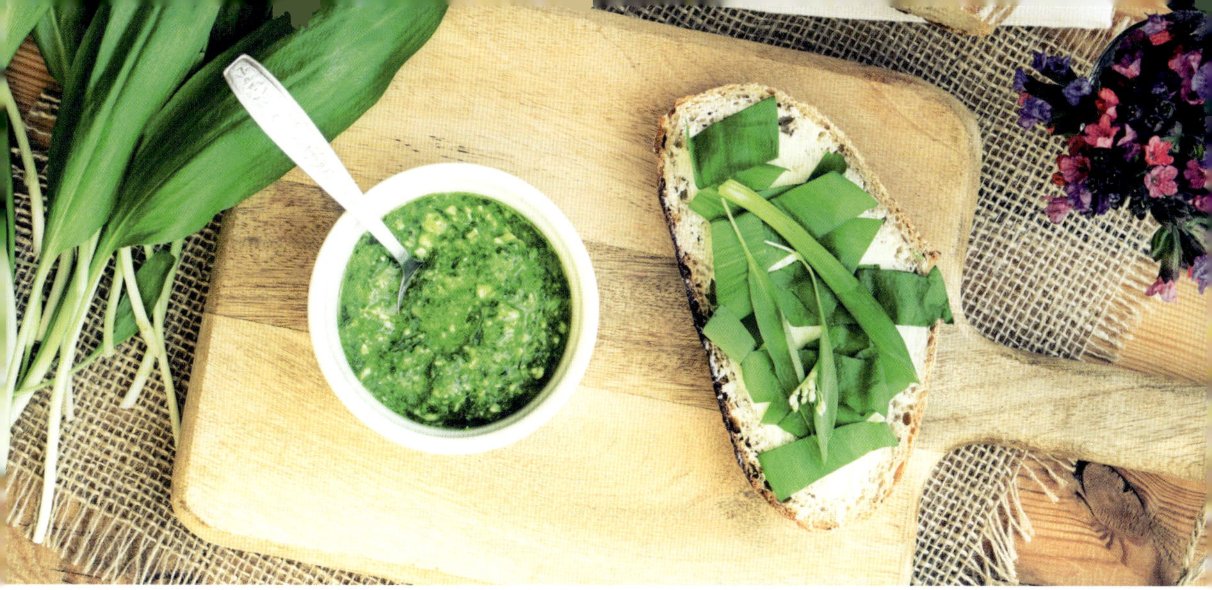

BÄRLAUCH-PESTO

Zutaten

- 2 Tassen Sonnenblumenkerne
- Saft von 1-2 Zitronen
- 1 TL Salz
- 1/2 Tasse Wasser
- 6 Hände voll Bärlauch

Zubereitung

Die Sonnenblumenkerne werden mindestens 4 Stunden in Wasser eingeweicht. Danach das Wasser abgießen und die Sonnenblumenkerne nochmals spülen. Die Sonnenblumenkerne mit den Bärlauchblättern, den Zitronensaft, das Salz sowie das Wasser in einen Mixer füllen. Alles wird dann gründlich durchgemixt.

Fertig ist das Bärlauch-Pesto.

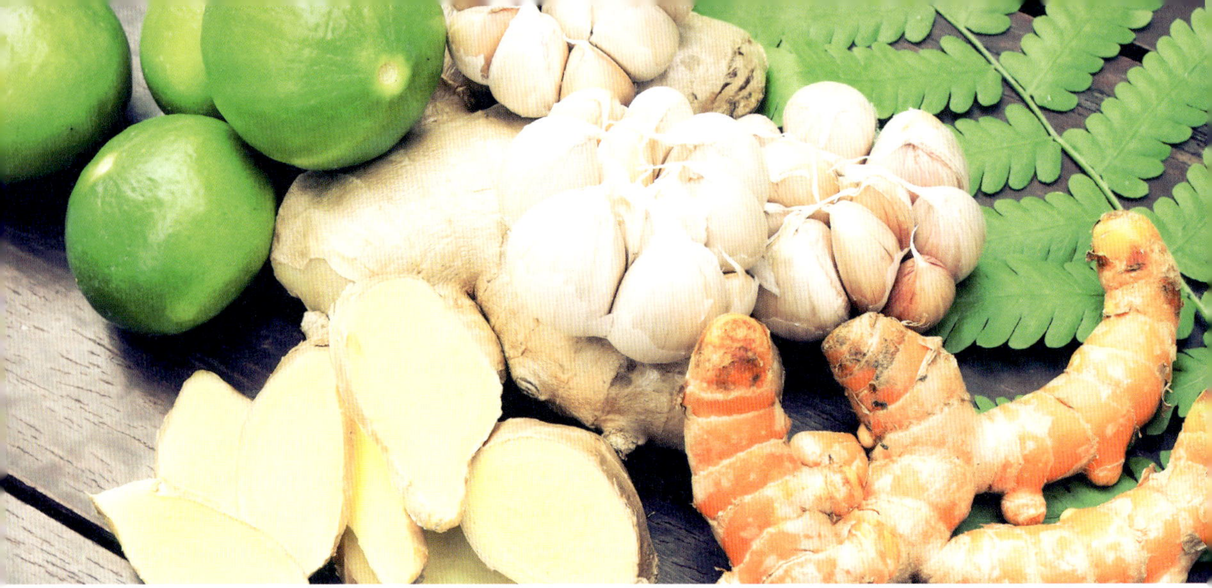

WILDKRÄUTER-KNOBLAUCH-ZITRONEN-KUR FERMENTIERT

Zutaten

- 10 frische Knoblauch-Knollen
- Curcuma frisch
- 1 Handvoll frischer Ingwer
- 1 Handvoll Bärlauch
- 1 Handvoll Giersch
- 1 Handvoll Knoblauchsrauke
- 5-8 Safranfäden
- 1-2 TL schwarzer Pfeffer
- 1 EL probiotisches Pulver (z.B. Histaprotect Micro-Fermentationsbeschleuniger)

Zubereitung

Knoblauch, Zitronen, Kurkuma und Ingwer in Stücke schneiden und im Wechsel in einen Hochleistungsmixer geben. Diese Zutaten gut mixen, sodass eine breiige Masse entsteht. Das probiotische Pulver und den Safran hinzugeben und gut durchmischen. Zum Schluss die Wildkräuter zerkleinern und in die gelbe Masse geben (nicht mixen). Alles in ein Bügelglas geben und gut verschließen. Mindestens 1 Woche fermentieren, danach kann man es schon genießen.

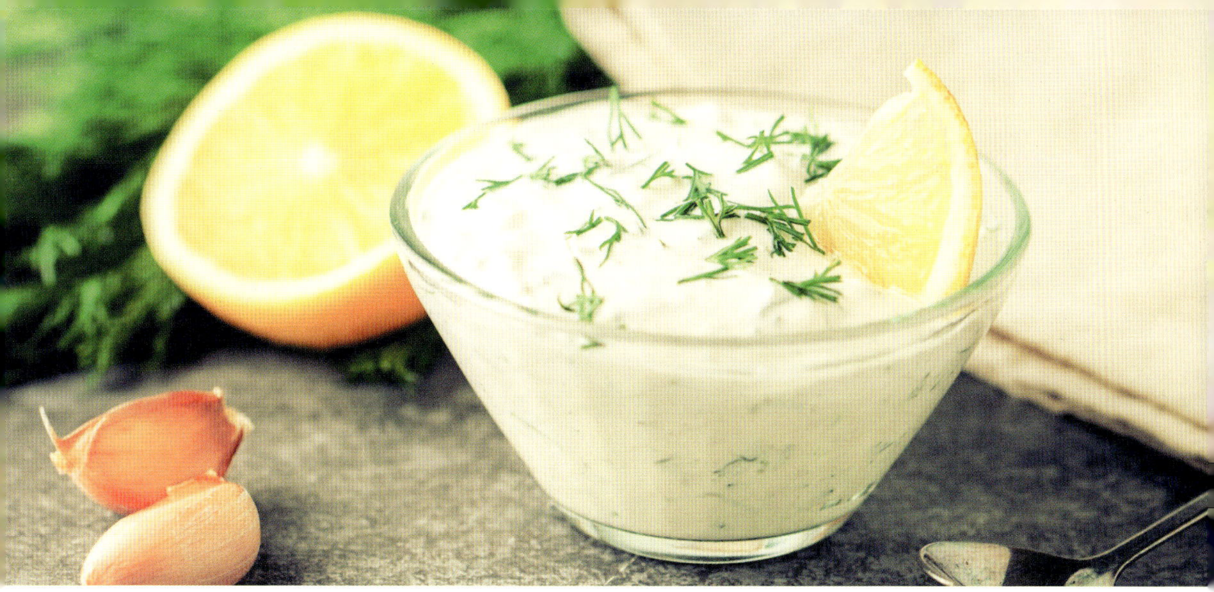

WILDKRÄUTER-ROHKOST-REMOULADE FERMENTIERT

Zutaten

- 150 g Cashewkerne
- 50-100 ml Wasser
- 1 TL probiotisches Pulver (z.B.von Millivital)
- 1-2 Knoblauchzehen
- Curcuma, frisch
- 1 TL Senf
- Saft von einer halben Zitrone
- Pfeffer und Salz, eher wenig
- 1/2 TL Kala Namak Salz (Ei-Geschmack)

Zubereitung

Cashewkerne 4-8 Stunden in Wasser einweichen und danach gründlich spülen. Alle Zutaten in einem Mixer fein pürieren, in ein Glas abfüllen und 8-12 Stunden bei Zimmertemperatur fermentieren. Den Deckel des Gefäßes dabei nur leicht verschließen. Zum Schluss eine Handvoll kleingehackte gemischte Wildkräuter unterheben und fertig ist die leckere Remoulade.

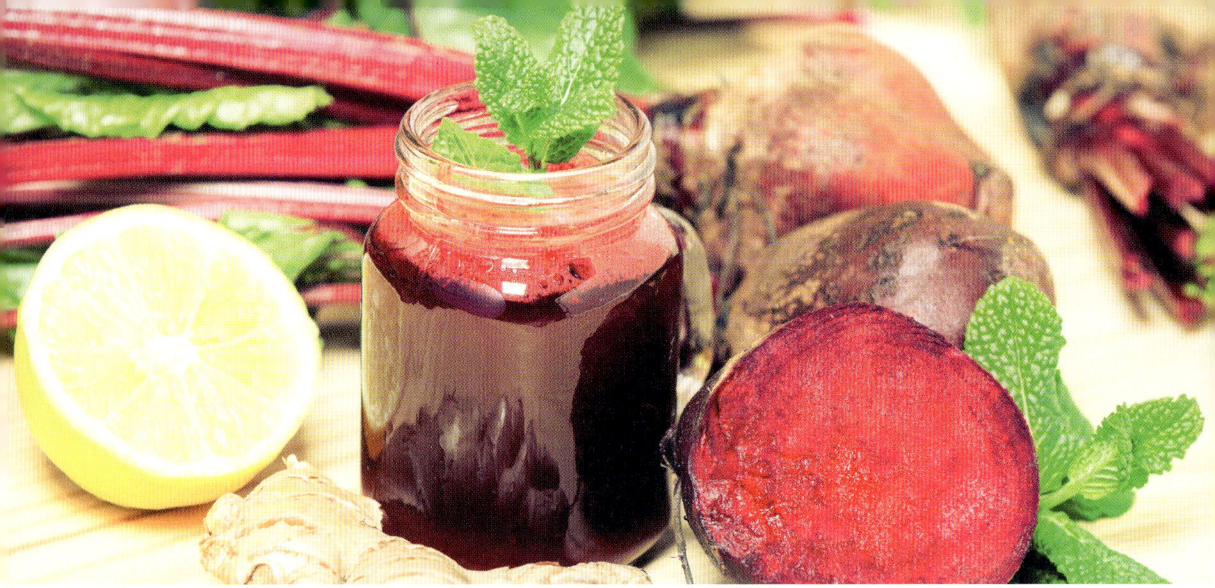

FERMENTIERTER ROTER BEETE-SAFT MIT GÄNSEBLÜMCHEN ODER GIERSCH

Zutaten

- 1-2 Esslöffel gekeimte Braunhirse (es geht auch ohne)
- 1 mittelgroße rote Beete, in kleine Stücke geschnitten
- 2 Feigen, alternativ auch 1 Esslöffel Rosinen
- 1 Esslöffel Blütenpollen
- 2 Scheiben Ingwer
- 2 Scheiben Curcuma
- 1/2 Handvoll Gänseblümchen oder Giersch
- 1/2 Tasse Kanne-Brottrunk oder 1 TL Fermentations-Beschleuniger
- 2 Scheiben Zitrone oder Limone

Zubereitung

Alle Zutaten bis auf Zitrone und Kanne Brottrunk in eine Flasche geben. Dann Kanne Brottrunk oder Histaprotect Micro-Fermentations-Beschleuniger (bes. bei Histaminunverträglichkeit) hinzufügen. Die Flasche mit Wasser auffüllen und mit Zitronenscheiben bedecken. Die verschlossene Flasche ca. 5 Tage fermentieren lassen.

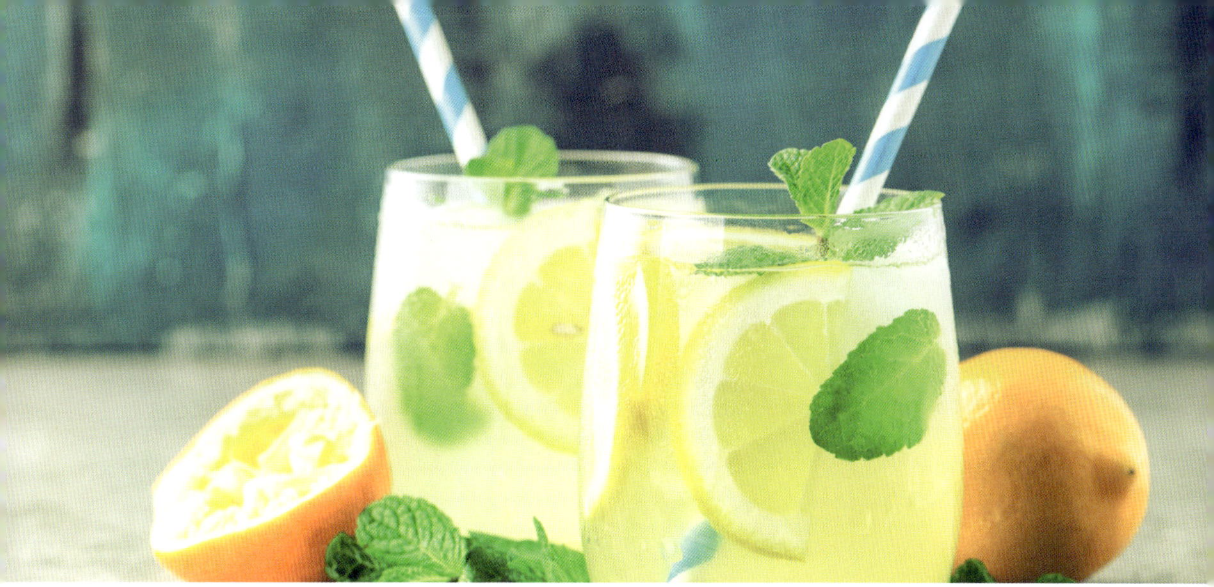

FERMENTIERTE TOPINAMBUR-LIMONADE MIT GUNDERMANN ODER GÄNSEBLÜMCHEN

Zutaten

- 1-2 Esslöffel gekeimte Braunhirse (es geht auch ohne)
- 2-3 Knollen Topinambur, in kleine Stücke geschnitten
- 2 Feigen (alternativ 1/2 Tasse Rosinen)
- 1-2 Esslöffel Blütenpollen
- 2 Scheiben Ingwer
- 2 Scheiben Curcuma
- 4 Gundermann Blätter oder eine Handvoll Gänseblümchen
  (sehr gut geeignet sind auch Lindenblüten im Juni)
- 1/2 Tasse Kanne Brottrunk, oder Histaprotect Micro-Fermentations-Beschleuniger
- Wasser
- 6 Scheiben Zitrone

Zubereitung

Alle Zutaten bis auf Zitrone und Kanne Brottrunk bzw. Den Fermentationsbeschleuniger in eine Flasche geben. Dann die 1/2 Tasse Kanne Brottrunk, oder das Ferment hinzufügen. Den Rest mit Wasser auffüllen und mit Zitronenscheiben bedecken. Die Flasche schließen und 5 Tage bei Zimmertemperatur fermentieren lassen.

DAS ENDE, ABER NICHT DAS ENDE

Uns, Kerstin und Rudolf, hat dieses erste gemeinsame Projekt sehr viel Freude bereitet. Wir „ticken“ sehr ähnlich, wir harmonisieren sehr gut zusammen und wir haben uns überlegt, wie es nun weitergeht: Uns geht es immer darum, einen Mehrwert für die Leser, Teilnehmer etc. zu schaffen, und es geht uns auch immer darum zu betonen, wie wichtig die innere Bereitschaft auf dem Weg zu „vitaler und wilder“ Energie bzw. Gesundheit ist.

Neben dem Schreiben weiterer digitaler Bücher (u.a. über die Mitochondrien, deren Herkunft, deren Bedeutung für eine dauerhafte und „vitale und wilde“ Gesundheit sowie die 5 wichtigen Punkte, die für die Mitochondrien-Gesundheit die ganz entscheidende Rolle spielen) sowie die „Vital-und-Glücklich“-Wochen, in denen man Einblicke in gesunde und vitalköstliche Ernährungsweise zur direkten Selbstanwendung erhält. Keine Angst, es sind keine wochenlangen Seminare, sondern an mehreren Sonntagen nacheinander ein Kennenlernen in die vital-köstliche Rohkost mit der Nutzung vieler Wildkräuter.

Unsere Informationen werden auf unseren Webseiten veröffentlicht:
www.vitalundgluecklich.de sowie auf www.Der-Mitochondrien-Doktor.de

GLOSSAR

Alkaloide

Bekannte Alkaloide sind Nikotin von Nicotiana, der Tabakpflanze und Coffein, von Coffea, der Kaffeepflanze. Sie sind Heilmittel, die sich aus natürlichen Stoffen zusammensetzen. Sie zeigen physiologische Wirkungen auf Menschen und Tiere und gehören zum Teil zu den stärksten bekannten Giftstoffen, die bei Einnahme von großen Mengen Vergiftungen herbeiführen können. Sie sind jedoch bei entsprechend vorsichtiger Anwendung gleichfalls sehr wirksame Heilmittel. Die Alkaloidfamilie besteht aus aktuell rund 20000 unterschiedlichen Alkaloidarten und haben in aller Regel positive Effekte auf Krankheitsbilder am menschlichen Körper. Die Alkaloidarten weisen in ihrer Benamung meist die Endungen -in, -idin oder -anin auf. Alkaloide haben eine aufputschende, lähmende, schmerzlindernde oder beruhigende Auswirkung auf den Körper.

Ätherische Öle

Ätherische Öle sind leichte und flüchtige Substanzen, die immer mit einem, meist angenehmen, intensiven Geruch einhergehen. Ätherische Öle als Heilmittel wirken sowohl über die Haut, Magen Darm, über die Atemwege und finden auch in der Aromatherapie, Bädern, Salben und Hautölen Anwendung. Direkt als Gewürze verwendet können Sie uns z. B. bei der Verdauung unterstützen. Aber auch bei Ätherischen Ölen gilt: Allein die Menge macht das Gift! Deshalb ist eine umsichtige Dosierung absolut wichtig.

Bitterstoffe

Die Pflanzen, die einen bitteren Geschmack aufweisen, beinhalten Bitterstoffe. Diese steigern die Magen- und Gallensaftsekretion und wirken deshalb appetitanregend und verdauungsfördernd und regen ebenso die Bauchspeicheldrüse an und sind gesund für die Leber.
Viele Pflanzen besitzen Bitterstoffe, die entsprechend in der Heilkunde Anwendung finden. Pflanzen, in denen viele Bitterstoffe enthalten sind: Enzian, Fieberklee, Wegwarte, Tausendgüldenkraut und Wermut. In abgeschwächter Form finden wir sie auch in: Löwenzahn, Hopfen und Engelwurz. Lebensmittel mit Bitterstoffen sind u.a.: Chicorée, Radicchio, Rucola, Grapefruit, Endivien und Artischocken

Cumaringlykoside

Diese geben den bekannten Duftstoff Cumarin ab. Die Pflanzen mit einem größeren Anteil dieses Stoffes, wie der Waldmeister, das Labkraut und der Steinklee, wirken u. a. blutgerinnungshemmend, herzstärkend und erhöhen die Flussrate im Venen- und Lymphsystem

Flavonoide

Hierbei handelt es sich um eine Reihe sekundärer Pflanzenstoffe, die Einfluss auf Farbe, Geschmack und Wirkung eines Nahrungsmittels auf den Menschen haben. Hierzu gehören die meisten Blütenfarbstoffe. Sie haben eine antioxidative Wirkung, senken u. a. den Säurespiegel im Körper, und sind entzündungshemmend.

Gerbstoffe

Im Pflanzenreich sind Gerbstoffe weit verbreitet. Man findet sie in Blättern, Hölzern, Rinden, Früchten und Wurzeln von Bäumen, bevorzugt in Eichenrinde und Walnussblättern, aber auch in vielen Kräutern, z. B. im Wegerich, im Gänsefingerkraut, im Frauenmantel und in Erdbeerblättern. Besonders gerbstoffreiche Pflanzenfamilien sind Buchen-, Heidekraut-, Rosen- und Storchschnabelgewächse. In der Heilkunde lassen sich Gerbstoffe hervorragend nutzen, da sie zusammenziehend, entzündungshemmend, antibakteriell und antiviral wirken und Gifte neutralisieren.

Glykoside

Um Wachsen und Leben zu können benötigen Pflanzen Kohlenhydrate. Pflanzen können über Photosynthese Kohlenhydrate selbst produzieren. Sie nehmen Sonnenlicht auf und mit Hilfe des Farbstoffes Chlorophyll wird die Lichtenergie dann in Kohlenhydrate umgewandelt. Damit Pflanzen Kohlenhydrate speichern können, bedienen sie sich spezieller Stoffe, nämlich den Glykosiden. Erst diese Glykoside geben den Pflanzen die Möglichkeit Kohlenhydrate zu speichern. Glykoside finden sich in vielfacher Form in der Pflanzenwelt. Und nicht nur für Pflanzen erfüllen Glykoside wertvolle Dienste, auch Menschen und Tiere können diese in vielerlei Bereichen heil voll erfahren.
Aucubin gehört zu den sogenannten Glykosiden, bzw. zu den Iridoidglykosiden. Es ist ein sekundärer Pflanzenstoff der hauptsächlich in Wegerich-Gewächsen, wie z.B. Spitzwegerich und Breitwegerich vorkommt. Acubin hat eine entzündungshemmende Wirkung und ist stärker als Antibiotikum.

Saponine

Der Name leitet sich von lateinisch sapo = Seife ab und bezieht sich auf die Eigenschaft, dass sie mit Wasser in Verbindung gebracht schäumen. Zusammengesetzt sind sie aus einem *lipophilen* und einem *hydrophilen* Teil. Das bedeutet: Ein Teil des Saponin-Moleküls ist wasserlöslich, ein anderer fettlöslich. Sie wirken entzündungshemmend und schleimlösend und kommen unter anderem in der Goldrute, dem Gundermann und der Birke vor.

Außerdem findet man sie bevorzugt in Gänsefuß-, Nelken- und Primelgewächsen sowie bei den Schmetterlingsblütlern und in Wurzeln, Rinden und Samen verschiedener Baumarten.

Senfölglykoside

Sind sekundäre pflanzliche Inhaltsstoffe, die stets aus Schwefel- oder Stickstoffverbindungen bestehen. Sie kommen ausnahmslos in Kreuzblütlern vor und stärken das Immunsystem. Sie sind bekannte Begleiter z. B. vom Wiesen- und Gartenschaumkraut, der Kapuzinerkresse, dem Ackerhellerkraut und dem Hirtentäschel. Aber auch in Brokkoli und Blumenkohl kommen sie vor. Sie bewirken eine Stärkung des Immunsystems.

Sekundäre Pflanzenstoffe

Sekundäre Pflanzenstoffe, werden ausschließlich von Pflanzen gebildet und sie kommen in sehr geringen Mengen in der Pflanze vor. Sekundär bedeutet, dass die Pflanze Substanzen weder für den Energiestoffwechsel noch zum Zellaufbau benötigt, sondern für den pflanzlichen Organismus lebenswichtig sind. Sie dienen der Pflanze unter anderem als Abwehrstoff gegenüber Schädlingen. Die sekundären Pflanzenstoffe erfüllen beim Menschen wichtige Schutzfunktionen. Sie wirken u.a. antimikrobielle, antioxidativ, antithrombotisch, cholesterinsenkend, immunstärkend. Zu den sekundären Pflanzenstoffen gehören u. a. Alkaloide, Carotinoide, Flavonoide, Glykoside und Saponine, also Wirkstoffgruppen. Das heißt, dass unter dem Begriff „Sekundäre Pflanzenstoffe“ verschiedene Wirkstoffgruppen zusammengefasst sind.

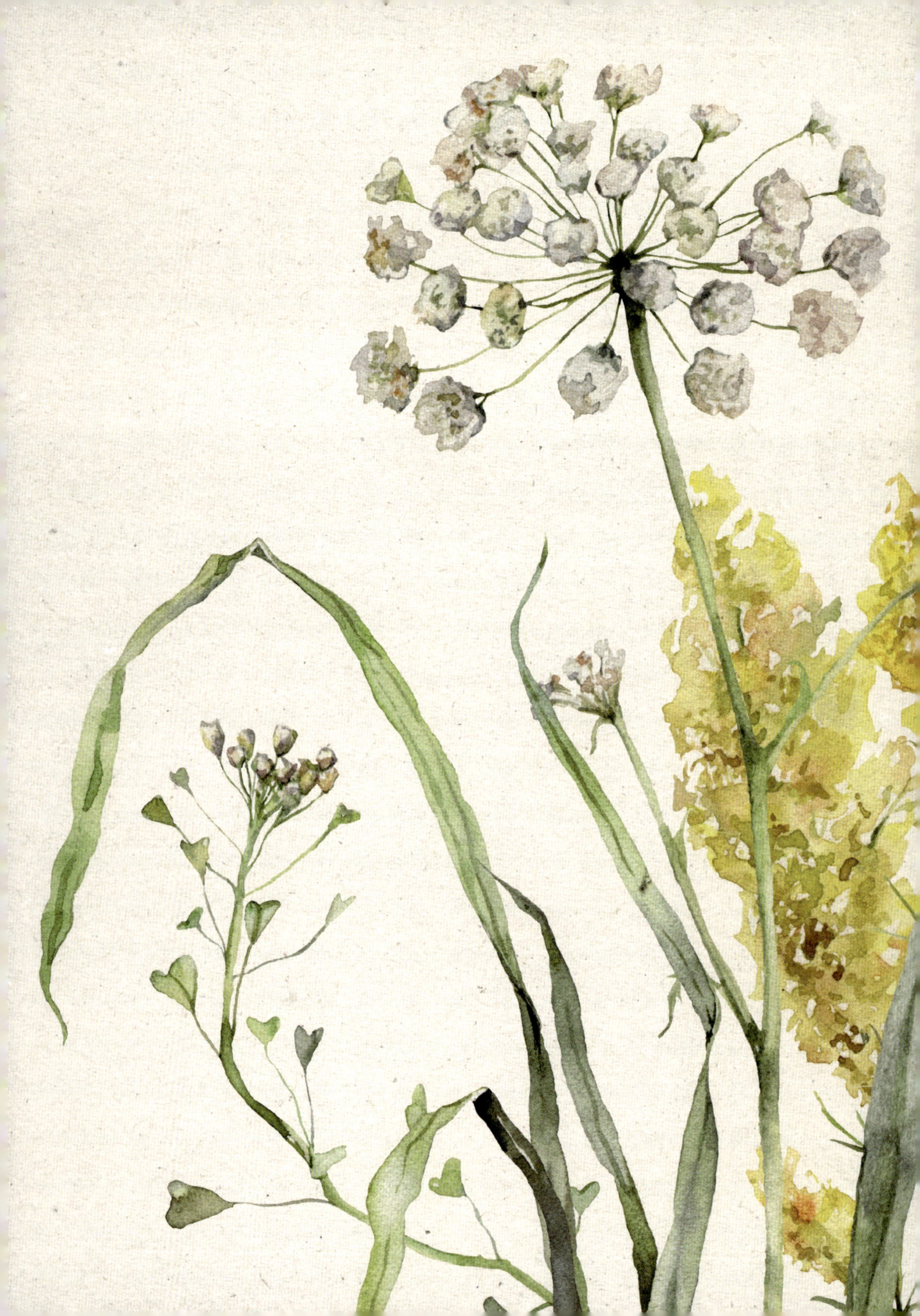

DIR HAT DAS BUCH GEFALLEN?

Vielen Dank, dass du unser Buch gelesen hast. Wir hoffen sehr, dass wir dir etwas mitgeben und dich unterstützen konnte. Wenn es dir gefallen hat, würden wir uns sehr freuen, wenn du ihm bei dem Online-Shop eine Bewertung gibst, bei dem du es bestellt hast. Oder du schreibst bei einem deiner Lieblings-Buchportale eine Rezension.

Deine Meinung zu unserem Buch ist uns sehr wichtig und eine kleine Anerkennung für unsere Arbeit. Außerdem hilft es uns, neue Leser für unsere Bücher zu finden.

Vielen Dank für deine Unterstützung!

KAMPENWAND
VERLAG